Aeneas Rooch

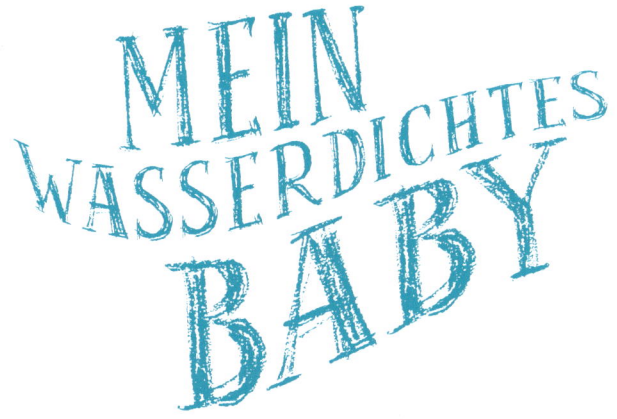

*Verblüffende Phänomene aus dem
Babyversum wissenschaftlich erklärt*

Mit Illustrationen von Lili Richter

WILHELM HEYNE VERLAG
MÜNCHEN

Wissenschaftliche Fachberatung: Prof. Thomas Lücke,
Direktor der Universitäts-Kinderklinik Bochum, St. Josef-Hospital

Sollte diese Publikation Links auf Webseiten Dritter enthalten, so übernehmen wir für deren Inhalte keine Haftung, da wir uns diese nicht zu eigen machen, sondern lediglich auf deren Stand zum Zeitpunkt der Erstveröffentlichung verweisen.

Alle Angaben zu diesem Buch wurden sorgfältig geprüft. Dennoch können Autor und Verlag keine Gewähr für deren Richtigkeit übernehmen. Die Lektüre dieses Buches kann eine eigenverantwortlich eingeholte und durchgeführte schulmedizinische Behandlung und Diagnose nicht ersetzen.

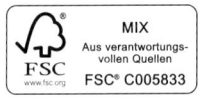

Verlagsgruppe Random House FSC® N001967

Originalausgabe 04/2020
Copyright © 2020 by Wilhelm Heyne Verlag, München,
in der Verlagsgruppe Random House GmbH,
Neumarkter Straße 28, 81673 München
Redaktion: Angelika Lieke
Umschlaggestaltung: Nele Schütz Design,
unter Verwendung von Illustrationen von Lili Richter
Satz: Schaber Datentechnik, Austria
Druck: Těšínská Tiskárna, a. s., Český Těšín
Printed in the Czech Republic

ISBN: 978-3-453-60516-9

www.heyne.de

Für Ida

Inhalt

Vorwort
9

Wettlauf gegen die Zeit
11
Wie lange kann man bedenkenlos vom Boden essen?

Halt mal die Luft an
23
Besitzen Babys einen Tauchreflex?

Zart, ganz zart
34
Was ist das Geheimnis samtweicher Babyhaut?

Orange Revolution
49
Weshalb fängt man bei Beikost mit Karotte an?

Alles hängt mit allem zusammen
63
Warum bekommen Babys beim Zahnen einen roten Po?

Papa, ich hab Durst!
77
Können Männer stillen?

Süße Gefahr
93
Weshalb dürfen Babys keinen Honig essen?

Wauwau im Singsang
105
Wieso sprechen Eltern so seltsam?

Auf allen vieren 120
Was passiert, wenn Babys nicht krabbeln?

Die Regenbogen-Windel 135
Weshalb hat Babykacke so viele verschiedene Farben?

Nächste Ausfahrt rechts 149
Sind Nüsse für kleine Kinder wirklich gefährlich?

Weiß und fettig 161
Woraus besteht Käseschmiere?

Viel Luft um nichts? 173
Warum müssen Babys so oft aufstoßen?

Gesunde Spucke 188
Sollen Eltern Schnuller ablecken?

Danksagung 207

Quellen 209

Vorwort

Liebe Leserinnen und Leser,

Kinder bringen uns zum Lachen, lassen uns staunen, können uns aber auch in Panik versetzen, selbst mich als Kinderarzt.

Einen dramatischen Moment erlebten wir während eines Segeltörns. Unsere jüngste Tochter, die damals im Kleinkindalter war, lief plötzlich blau an. Sie hatte sich an einer Weingummischlange verschluckt und rang nach Luft. In meinem Kopf begann es zu rattern. Hier draußen gab es kein Krankenhaus, das Festland war meilenweit entfernt. Du musst einen Luftröhrenschnitt machen, schoss es mir durch den Kopf. Doch dann besann ich mich und griff unserer Tochter in den Rachen. Ich bekam das Weingummi zu fassen und zog es, mit Schweißperlen auf der Stirn, Stück für Stück heraus – es durfte auf keinen Fall abreißen! Endlich machte es »Plopp«, und das Kind wurde wieder rosig. Die Tränen kamen, und wir lagen uns glücklich in den Armen. Ich habe in diesen Minuten selbst erlebt, wie gefährlich es sein kann, wenn Kinder etwas verschlucken.

Immer wieder erleben wir mit Kindern komische Situationen und kuriose Dinge. Manches im Alltag lässt uns stutzen, und viele Fragen, die Eltern haben, kann ich als Vater von vier wunderbaren Kindern gut nachvollziehen. Denn nicht immer liegt die Erklärung auf der Hand, und hinter mancher simpel erscheinenden Frage verbirgt sich eine faszinierende Antwort. Wieso hat ein Baby so weiche Haut? Warum muss es so oft aufstoßen? Haben Säuglinge einen Tauchreflex? Und sind Nüsse für Kinder wirklich gefährlich? (Ja, und auch Weingummischlangen!)

Ich finde es spannend und wichtig, die kleinen Geheimnisse rund um unsere Kinder zu lüften – und genau das macht »Mein wasserdichtes Baby«. Als Aeneas Rooch mich gefragt hat, ob ich ihn bei seinem neuen Buch wissenschaftlich beraten könnte, habe ich also sofort Ja gesagt. Ich hatte schon sein erstes Buch »Rubbel die Katz« mit großer Freude gelesen und war fasziniert, wie er komplizierte naturwissenschaftliche Phänomene so verständlich erklären kann – und noch dazu absolut korrekt und mit viel Humor. Das ist in diesem neuen Buch nicht anders.

Genießen Sie nun also den unterhaltsamen Text von Aeneas Rooch, lernen Sie Kapitel für Kapitel Neues über Kinder, tauchen Sie ein in die Faszination Kindheit, und wenn Sie Eltern sind, dann werten Sie es als besonderes Geschenk, die Welt ein weiteres Mal mit Kinderaugen betrachten zu dürfen!

Mit herzlichen Grüßen
Ihr Thomas Lücke

Prof. Dr. med. Thomas Lücke
Direktor der Universitäts-Kinderklinik Bochum
St. Josef-Hospital

Wettlauf gegen die Zeit

Wie lange kann man bedenkenlos vom Boden essen?

Inzwischen habe ich mich daran gewöhnt, dass es nach dem Essen unter unserem Küchentisch aussieht wie im Schweinestall (genau genommen sieht es mit Kindern überall in der Wohnung aus wie im Schweinestall, aber nach dem Essen unter dem Küchentisch ganz besonders): Es liegen angebissene Apfelspalten, Bananenstückchen und Weintrauben herum, daneben benagte Gurkenscheiben und Paprikasticks, zerkaute Käsewürfel, vollgespeichelte Wurstfetzen, Reste von Milchbrötchen und Brotkrümel. Für ein kleines Kind ist Essen eben ein permanenter Kampf gegen die Schwerkraft, andauernd rutscht ihm etwas aus der Hand oder fällt ihm etwas aus dem Mund, gern schmeißt es aber auch aus reinem Vergnügen etwas herunter oder spuckt es aus. So landet bei jeder Mahlzeit eine beachtliche Menge Essen auf dem Fußboden. Ich habe noch nie nachgewogen, wie viel genau sich da so ansammelt (vielleicht aus unterbewusster Angst vor dem Ergebnis?), aber es ist auf jeden Fall eine beeindruckende Portion. Manchmal sieht es fast so aus, als liege mehr Essen unter dem Tisch als darauf.

Wenn die heruntergefallenen Häppchen nicht allzu übel besabbert oder zerkaut sind, hebe ich sie meistens wieder auf und gebe sie meinem Kind zurück. Gästen würde ich sie vielleicht nicht mehr anbieten, aber das Kind achtet ganz offensichtlich noch nicht auf Etikette und Benehmen und hat auch noch einen eher weit gefassten Begriff von Appetitlichkeit und Hygiene.

Warum also sollte ich Essen wegwerfen, das ihm noch bestens schmeckt? Nur weil es auf dem Boden gelegen hat?

Viele Menschen sehen das ähnlich pragmatisch, achten beim Aufheben aber penibel auf die Zeit. Sie halten sich an eine Maxime, die vor allem unter jungen Eltern weitverbreitet zu sein scheint – die sogenannte »Fünf-Sekunden-Regel« –, die besagt, dass man heruntergefallene Kekse, Apfelstückchen und andere Nahrungsmittel bedenkenlos essen kann, solange sie nur weniger als fünf Sekunden auf dem Boden gelegen haben. Manche Eltern kennen auch die etwas strengere Variante dieser Richtlinie, die »Drei-Sekunden-Regel«.

Die Begründung für die Regel (ob nun mit drei oder fünf Sekunden) ist, dass Bakterien und Krankheitserreger, die sich auf dem Boden tummeln, eine Weile brauchen, bis sie auf den heruntergefallenen Keks geklettert sind; und solange sie das noch nicht getan haben, kann man den Keks ohne Gefahr aufheben und weiter verfüttern. Das klingt plausibel. Aber stimmt es auch? Ist das mit den fünf Sekunden eine vernünftige Faustregel, oder ist es totaler Unsinn? Wie schnell können sich Bakterien überhaupt fortbewegen? Brauchen sie zum Erklimmen eines Kekses Sekunden, Stunden oder gar Tage? Dieses Thema wurde im Geburtsvorbereitungskurs leider nie behandelt. Junge Eltern brauchen also dringend eine handfeste, wissenschaftliche Antwort: Was ist dran an der ominösen Fünf-Sekunden-Regel?

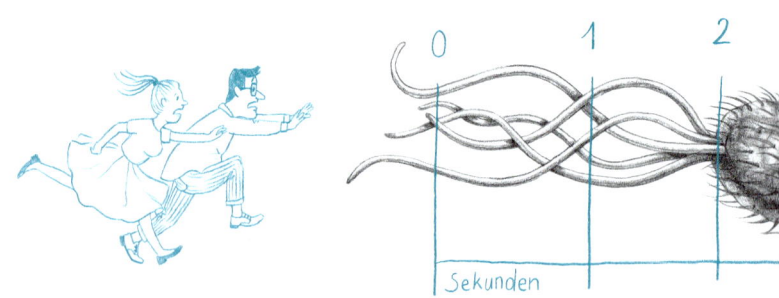

Die Highschool-Schülerin Jillian Clarke ist im Jahr 2003 genau dieser Frage nachgegangen, während sie ein Praktikum bei einer Mikrobiologie-Forschungsgruppe an der University of Illinois absolvierte. Um herauszufinden, ob die Fünf-Sekunden-Regel stimmt, kaufte sie glatte und raue Fußbodenkacheln, sterilisierte sie, besiedelte sie mit typischen Darm-Bakterien und legte anschließend Gummibärchen und Kekse auf ihnen ab.

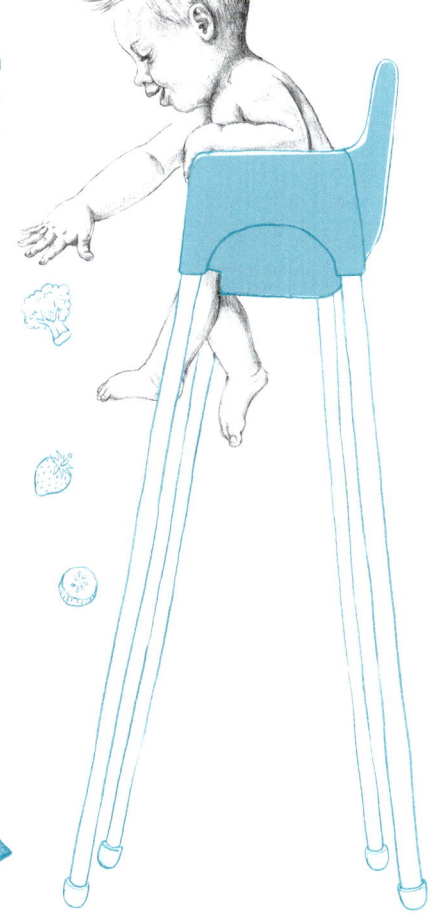

Meistens verwendet man bei solchen Experimenten Bakterien der Art *Escherichia coli*, und so war es auch hier. Escherichia-coli-Bakterien kommen im menschlichen Darm vor und spielen bei vielen Infektionskrankheiten eine Hauptrolle, so verursachen sie weltweit jährlich 160 Millionen Durchfallerkrankungen und eine Million Todesfälle. Weil die Bakterien einfach gezüchtet werden können und man an ihnen und mit ihnen eine Menge untersuchen kann, kommen sie in der biologischen und medizinischen Forschung alle naselang vor, und Fachleute nennen sie kurz und liebevoll nur *E. coli*.

Nachdem sie die Gummibärchen und Kekse auf die bakterienbelasteten Fußbodenkacheln gelegt hatte, wartete Clarke fünf Sekunden, hob die Süßigkeiten wieder hoch und untersuchte sie unter dem Elektronenmikroskop. Sie sah, dass die Bakterien in allen Fällen von den Bodenkacheln auf die Süßigkeiten übergegangen waren, ganz gleich, ob diese auf glatten oder rauen Fußbodenkacheln gelegen hatten. Die Schülerin schloss daraus, dass Lebensmittel, die auf den Fußboden fallen, bereits in fünf Sekunden oder weniger mit Bakterien kontaminiert werden können.

Ist die Fünf-Sekunden-Regel also völliger Unsinn? Das Experiment der Schülerin Jillian Clarke deutet darauf hin, liefert aber noch keine verlässliche Antwort. Denn der Versuch mit den Bodenkacheln ist zwar ein charmantes, unterhaltsames Schülerprojekt und hat der Autorin sogar den *Ig-Nobelpreis* eingebracht, er ist aber leider keine belastbare wissenschaftliche Arbeit.

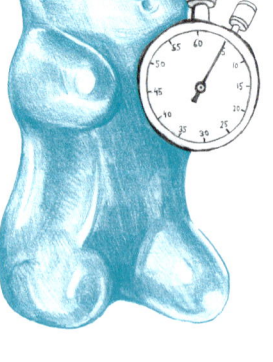

Mit dem Ig-Nobelpreis wird kuriose wissenschaftliche Forschung ausgezeichnet. Es ist ein satirischer Preis für »Errungenschaften, die Menschen zuerst zum Lachen, dann zum Nachdenken bringen«. Prämiert wurden zum Beispiel Forschungsarbeiten darüber …

… dass sich Hunde, wenn sie pinkeln oder einen Haufen machen, gern entlang des Erdmagnetfelds ausrichten,
   … wie man kleckert, wenn man geht, während man eine Tasse Kaffee in der Hand hält,
   … dass Schimpansen ihre Artgenossen auch an Fotos ihres Hinterteils erkennen können,
   … ob Spucke als Reinigungsmittel taugt und
   … wie man ein gekochtes Ei teilweise wieder »entkochen« kann.

Den Ergebnissen, zu denen Jillian Clarke bei ihrem Bodenkachel-Versuch gelangt ist, kann man wie gesagt leider nicht vertrauen, denn der Versuch wurde weder von anderen Fachleuten überprüft, wie es bei wissenschaftlichen Arbeiten üblich ist, noch in einem Fachmagazin veröffentlicht – er wurde lediglich von der University of Illinois als Pressemitteilung herausgegeben. (Darin wird übrigens ausführlich beschrieben, dass die Schülerin versucht hat, ihre Studie auf einem echten Fußboden durchzuführen, aber auf dem ganzen Campus kein einziges Stückchen gefunden hat, das eine nennenswerte Menge an Bakterien trug, nicht einmal im Labor, in der Halle, im Wohnheim oder der Cafeteria. »Wir waren geschockt«, wird eine Doktorandin zitiert. Als Schlussfolgerung der Untersuchung wird in der Pressemeldung schließlich – neben den Resultaten über die Kontaminierung von Gummibärchen und Keksen – hervorgehoben: »Universitätsböden sind aus mikrobiologischer Perspektive bemerkenswert sauber.« Lag dem unbekannten Verfasser der Pressemitteilung nur der wissenschaftliche Erkenntnisgewinn am Herzen, oder verfolgte er beim Schreiben pragmatischere Motive? Allerdings ist es vielleicht gar nicht so erwähnenswert, dass sich auf den Uni-Fußböden kaum Bakterien finden ließen, denn Bakterien mögen es gern feucht und warm, da kann es durchaus sein, dass sie sich auf kalten, trockenen Uni-Böden einfach schlecht vermehren.)

Um die Frage mit Gewissheit beantworten zu können, ob Lebensmittel nach fünf Sekunden auf dem Fußboden mit Bakterien kontaminiert sind, fehlen in der Untersuchung von Jillian Clarke ohnehin Angaben darüber, wie viele Bakterien genau auf die Kekse und Gummibärchen übergegangen sind – Details, die entscheidend sein könnten. Dafür wird aber noch eine Umfrage mitgeliefert, die die Schülerin unter Studenten gemacht hat. Ihr zufolge kennen 70 Prozent der Frauen und 56 Prozent der Männer die Fünf-Sekunden-Regel, und die meisten wenden sie auch an, wenn ihnen Essen auf den Boden fällt. Frauen essen außerdem eher etwas Aufgehobenes als Männer, und generell heben Menschen lieber Süßigkeiten vom Boden auf als Blumenkohl und Brokkoli – was wohl niemanden überrascht.

Etwa zehn Jahre später, im Jahr 2014, haben sich Biologiestudenten aus Birmingham ebenfalls mit der Fünf-Sekunden-Regel beschäftigt. Mit Fragebögen haben sie überprüft, wie Menschen zum Thema »Essen vom Boden« stehen (von den rund 500 Befragten gaben 87 Prozent an, sie höben heruntergefallene Nahrungsmittel auf und äßen sie noch; die meisten Frauen darunter verrieten außerdem, sie befolgten dabei die Fünf-Sekunden-Regel). Vor allem haben die Studenten aber in einem Experiment untersucht, wie gut Bakterien vom Fußboden auf Nahrungsmittel übergehen, und sich dafür konkret zwei handelsübliche Bakterienarten vorgenommen: *Escherichia coli* (die unter Wissenschaftlern berühmten Darmbakterien, mit denen auch schon die amerikanische Schülerin experimentiert hat) und *Staphylococcus aureus* (Bakterien, die auf unserer Haut leben und auch sonst praktisch überall vorkommen; sie verursachen in der Regel keine Krankheitssymptome, können manchmal aber doch für Furunkel, Lungenentzündungen, Herzentzündungen oder Blutvergiftungen sorgen).

Die Studenten haben die Bakterien auf verschiedene Fußböden geschmiert – auf Teppich, Laminat und Kacheln – und gezählt, wie viele von ihnen es nach drei und nach 30 Sekunden geschafft hatten, auf Toast, Nudeln, Kekse und klebrige Süßigkeiten zu klettern, die zuvor auf dem Fußboden verteilt worden waren. Bei diesen Experimenten zeigte sich, dass es tatsächlich von der Zeit abhängt, wie viele Bakterien vom Fußboden auf Nahrungsmittel übergehen: Nach drei Sekunden waren weniger Bakterien auf dem Essen zu finden als nach 30 Sekunden. Die Studenten haben auch herausgefunden, dass es vor allem eine Frage der Fußbodenart ist, wie viele Bakterien aufs Essen springen: Auf glatten Oberflächen wie Laminat und Kacheln haben es Bakterien leicht, auf Teppich hingegen tun sie sich schwer.

Also stimmt die Fünf-Sekunden-Regel doch? Leider konnten auch die britischen Studenten mit ihrer Untersuchung keine verlässliche Antwort liefern, denn auch sie ist nicht in einem Fachjournal, sondern lediglich als Pressemitteilung der Aston University erschienen (allerdings fehlen in dieser Mitteilung Schilderungen über die Vorzüge des universitären Fußbodens).

Es war also höchste Zeit, dass die Frage, wie schnell Bakterien vom Fußboden aufs Essen springen, wissenschaftlich fundiert und ohne Zweifel geklärt wird. Das haben im Jahr 2016 die Mikrobiologen Robyn Miranda und Donald Schaffner von der Rutgers University in New Jersey getan, und dieses Mal ist die Studie nicht bloß von der hauseigenen Pressestelle präsentiert worden, sondern im Fachmagazin *Applied and Environmental Microbiology* erschienen, das von der Amerikanischen Gesellschaft für Mikrobiologie herausgegeben wird. Die Mikrobiologen kommen in ihrer Studie zu dem Schluss: Die Fünf-Sekunden-Regel ist falsch.

Miranda und Schaffner gingen nach dem bewährten Rezept vor: Sie beschmierten Fußböden mit Bakterien, ließen Essen herunterfallen und zählten nach bestimmten Wartezeiten nach, wie viele Bakterien sich inzwischen auf dem Essen tummelten. Die Mikrobiologen wählten für ihre Experimente die Bakterienart *Klebsiella aerogenes*, eine harmlose Verwandte der Salmonellen, und sie schmierten sie auf Stahl, Keramikfliesen, Holz und Teppichboden. Auf diese vier kontaminierten Fußböden ließen sie dann Wassermelonenstücke, Brot, Brot mit Butter und Weingummi fallen. Nun hoben die Wissenschaftler die heruntergeworfene Nahrung wieder auf – manchmal sofort, manchmal nach fünf Sekunden, in einigen Durchläufen nach 30 Sekunden und in anderen auch erst nach fünf Minuten – und untersuchten sie im Labor auf Bakterien. Jedes Experiment wiederholten sie mehrfach, sie waren also vermutlich eine ganze Weile damit beschäftigt, Essen aufzuheben – ganz wie junge Eltern.

Miranda und Schaffner fanden heraus, dass beim Bakterientransfer auf heruntergefallenes Essen alles eine Rolle spielen kann: die Art des Essens, die Liegedauer auf dem Fußboden und auch dessen Beschaffenheit. Eine einfache Regel, die alle Fälle abdeckt, gibt es nicht. Die Wissenschaftler schließen aus ihren Messungen zwar, dass die Bakterienwanderung vom Fußboden auf die Speisen umso größer ist, je länger die Speisen dort liegen, bei der Wassermelone ist es jedoch so, dass sie praktisch sofort mit der vollen Dosis Bakterien belegt ist, sobald sie auf dem Boden ankommt, da braucht es gar keine Wartezeit mehr. Das liegt daran, dass die Wassermelone eine feuchte Oberfläche hat, auf der erstens Bakterien besonders gut vorankommen und die sich zweitens eng an den Untergrund anschmiegt. Die Bakterien schwimmen praktisch bereits auf dem gesamten Melonenstück herum, kaum dass es den Boden berührt hat; kein Bakterium ist so höflich oder träge und wartet fünf Sekunden. Die Regel ist also Unsinn, wie dieser Fall zeigt.

Brot beklettern Bakterien übrigens etwas gemächlicher, egal ob mit Butter oder ohne, und Gummibärchen am langsamsten. Außerdem konnten Robyn Miranda und Donald Schaffner mit ihrer Untersuchung bestätigen, was schon die Studenten aus Birmingham erkannt hatten: Der beste Fußboden, um davon

Essen aufzuheben, ist erstaunlicherweise Teppich. (Wenn Sie sich einen neuen Küchenfußboden aussuchen, sollten sie diese wissenschaftliche Erkenntnis vielleicht in die Entscheidung mit einfließen lassen.) Teppich klingt zwar besonders unhygienisch, geradezu wie eine Bakterienschleuder, aber Bakterien versickern regelrecht in seinen rauen, unebenen Fasern und bleiben in ihm hängen.

Eine Studie aus dem Jahr 2007 kommt zu einem ähnlichen Ergebnis: Fällt einem eine Scheibe Mortadella auf den Teppich, ist sie dadurch weniger bakterienbelastet, als wenn sie auf einem Holzboden landet. Guten Appetit!

Ist es nun unbedenklich für ein Baby, wenn man ihm einen Keks, der nur ein paar Sekunden auf dem Boden gelegen hat, wieder in den Mund steckt? Die Wissenschaft sagt: Nein! Erstens ist die Fünf-Sekunden-Regel ein Mythos, sie ist Unsinn, man darf ihr nicht vertrauen. Denn Bakterien schauen nicht auf die Uhr. Zweitens ist es eine ganz andere Frage, ob das Nahrungsmittel, das auf dem Boden gelandet ist, krank macht, denn es kommt natürlich auf den Boden beziehungsweise die Bakterien an, die sich dort herumdrücken. Mit manchen wird unser Körper ganz gut fertig, bei anderen reichen schon einige wenige für einen beeindruckenden Durchfall, für Fieber, eine fiese Entzündung oder gar eine Vergiftung. In der U-Bahn oder auf der Bahnhofstoilette würde ich zum Beispiel dringend davon abraten, ein heruntergefallenes Stück Mandarine aufzuheben und dem Kind zurückzugeben, egal wie lange es auf dem Boden gelegen hat.

Wenn Sie auf Teufel komm raus eine Regel brauchen, die kurz und praktisch ist und die immer gilt, kann ich Ihnen höchstens eine »Null-Sekunden-Regel« anbieten: Im Zweifelsfall sollten Sie nichts essen, was länger als null Sekunden auf dem Boden gelegen hat. Denn wie die Wassermelone zeigt, können auf den Boden gefallene Speisen schon in Bruchteilen einer Sekunde mit Bakterien übersät sein. Wenn Sie die Null-Sekunden-Regel doof finden, müssen Sie sich wohl oder übel auf Ihren Menschenverstand verlassen, der Ihnen vermutlich sagt: trockener Keks auf sauberem Boden im eigenen Wohnzimmer – wahrscheinlich okay; glitschiges Mangostück auf dem Boden des Toilettenwagens auf der Kirmes – lieber nicht.

Dreck ist allerdings nicht immer nur ungesund. Kinder, die auf einem Bauernhof aufwachsen und dort mit Matsch, Bakterien, Viren und Würmern in Kontakt kommen, erkranken seltener an Allergien. Woran das liegen kann und was das Ganze mit Schnullern zu tun hat, verrate ich Ihnen im Kapitel »Gesunde Spucke«.

Die Mikrobiologen aus New Jersey waren 2016 übrigens nicht die ersten Wissenschaftler, die der Frage nachgegangen sind, wie Bakterien von Oberflächen auf Nahrung übergehen. Das wäre auch bizarr, schließlich ist es eine Frage, die unsere Gesundheit und unser tägliches Leben betrifft, und so gibt es zahlreiche ältere Studien darüber, wie sich Bakterien auf Oberflächen tummeln und wie sie von dort abwandern. Ein Artikel aus dem Jahr 2013 trägt zum Beispiel den spannenden Titel »Bewertung der Transferraten von Salmonellen und Escherichia coli zwischen frisch geschnittenem Obst und Gemüse und üblichen Küchenoberflächen«, und einer von 2003 heißt »Transfer von Salmonellen und Campylobacter von rostfreiem Stahl auf Romana-Salat«. Das macht neugierig, oder?

Die Mikrobiologen aus New Jersey schreiben in ihrem Artikel, viele dieser Arbeiten kämen zu unterschiedlichen Ergebnissen. Das klingt für Nichtwissenschaftler erst mal komisch, aber in der Wissenschaft ist das Alltag: Oft kann man Studienergebnisse nur schwer miteinander vergleichen, weil die Studien unterschiedlich durchgeführt wurden und sich in irgendwelchen Details unterscheiden. Bei den Experimenten über die Wanderlust von Bakterien gab es zum Beispiel unterschiedliche Bodenmaterialien und unterschiedliche Nahrungsmittel, die fallen gelassen wurden, es gab verschieden lange Kontaktzeiten und verschiedene Arten, die Bakterien auf den Fußboden aufzubringen, manche Nahrungsmittel wurden auf dem Boden angedrückt, andere nicht, und es spielt natürlich auch eine Rolle, wie oft die Experimente wiederholt wurden, wie die Bakterienwanderung auf die Nahrungsmittel überhaupt gemessen wurde und wie die Daten statistisch ausgewertet wurden. Bei diesen vielen Unterschieden ist es wirklich schwer, Studien miteinander zu vergleichen. Das ist blöd (das finden auch Wissenschaftler), aber man kann es nicht ändern.

Die Untersuchung der Mikrobiologen aus New Jersey hatte ergeben, dass die Fünf-Sekunden-Regel nicht stimmt. Aber woher kommt die Regel dann? Irgendwer muss sie doch mal erfunden haben? Dem US-amerikanischen Lebensmittelwissenschaftler Paul Dawson zufolge wird die Regel manchmal dem mongolischen Herrscher Dschingis Khan zugeschrieben, der im 13. Jahrhundert weite Teile Zentralasiens eroberte. Er soll eine »Khan-Regel« für Festessen mit seinen Generälen eingeführt haben, die lautete: Wenn Essen auf den Boden fällt, kann es dort so lange liegen bleiben, wie Khan es erlaubt. Offenbar war er nicht zimperlich in Fragen der Hygiene.

Dschingis Khan hat sich übrigens nicht nur für Hygiene und Eroberungen interessiert, sondern auch für Kinder – zumindest für deren Zeugung. Auch seine zahlreichen Söhne und Enkel waren in der Hinsicht fleißig, sodass heutzutage nach Schätzungen etwa 16 Millionen männliche Nachfahren von Dschingis Khan leben. Die Schätzungen sind jedoch umstritten. Man weiß zwar, dass etwa 8 Prozent der Männer zwischen Nordost-China und Usbekistan – besagte 16 Millionen – ein bestimmtes genetisches Merkmal im Y-Chromosom tragen, das etwa auf die

Zeit von Dschingis Khan zurückgeht, es ist also durchaus plausibel, diese Tatsache damit zu erklären, dass Khan und seine Söhne für die krasse Verbreitung des Merkmals in Asien gesorgt haben; um die Frage abschließend zu klären, ist aber noch weitere Forschung nötig.

Es mag auch sein, schildert Dawson in einem Artikel, dass die bekannte Fernsehköchin und Kochbuchautorin Julia Child etwas zur Entstehung der Fünf-Sekunden-Regel beigetragen hat. Angeblich soll ihr bei einer Fernsehsendung einmal ein Stück Lamm auf den Fußboden gefallen sein, und sie soll daraufhin zu den Zuschauern gesagt haben: »Wenn man allein in der Küche ist, wird es keiner der Gäste erfahren!« Die Anekdote gibt es wohl auch noch in einer Variante mit Huhn und einer weiteren mit Truthahn, in Wahrheit war es aber wohl so, dass Child nur ein Kartoffelpuffer auf die Herdplatte gefallen ist und sie ihn zurück in die Pfanne gelegt hat.

Halt mal die Luft an

Besitzen Babys einen Tauchreflex?

Babyschwimmen gilt unter jungen Eltern als hip. Meine Frau und ich haben uns also gefragt, ob auch wir zum Babyschwimmen gehen sollten – also nicht nur wir beide, sondern wir mit unserer Tochter, die damals fünf Monate alt war. Um ein Bild von einer solchen Veranstaltung zu bekommen und eine Entscheidung treffen zu können, haben wir uns im Internet Werbevideos von entsprechenden Anbietern angesehen. In den Videos wurde behauptet: Babyschwimmen fördert die Motorik, stärkt die Eltern-Kind-Bindung, macht den kleinen Schwimmern Spaß und schenkt ihnen Selbstvertrauen. In einem Video fiel sogar das Wort »Wundertraining«. Das klang erst einmal nicht verkehrt.

In den Werbefilmen wurde auch gezeigt, wie so ein Babyschwimmen abläuft. Wir sahen Mütter und Babys im Schwimmbecken, hin und wieder war auch ein Quoten-Vater im Bild. Die Mütter schwenkten die Babys durchs Wasser, begossen sie aus kleinen Gießkannen, hielten sie in einer Art Schaufelgriff und stimmten dabei fröhliche Kinderlieder an. Die Babys reagierten unterschiedlich auf diese Bemühungen: Sie sahen zum Teil fidel, zum Teil aber auch reichlich desinteressiert aus. (Eine solch lahme Reaktion auf eine besondere Freizeitgestaltung erwarten die meisten frischgebackenen Eltern wohl erst in der Pubertät, aber auch Babys haben es hin und wieder schon ganz gut drauf, sich absolut unbeeindruckt zu zeigen.) So weit machte auch das einen guten Eindruck. Dann aber sahen wir, wie einige Mütter ihr Kind energisch unter Wasser tauchten und erst einen beängstigend langen Moment warteten, bevor sie es wieder heraushoben und Luft holen ließen. Eine Unterwasserkamera zeigte, wie die Babys dabei aussahen: Sie rissen überrascht, um nicht zu sagen geschockt, die Augen auf.

Die Bilder stimmten mich skeptisch, und ich fragte mich: Kann ich sicher sein, dass mein Baby eine solche Veranstaltung unbeschadet übersteht? Dass es tatsächlich die Luft anhält, wenn ich es untertauche? Dass es keinen traumatisierenden Schock erleidet? Ich erinnerte mich an Freibadbesuche während meiner Schulzeit, bei denen mich Rabauken unter Wasser drückten und ich die Luft anhielt, bis ich zu ersticken glaubte. Sollte ich so etwas meinem Kind wirklich antun? Und dafür auch noch eine Kursgebühr zahlen?

Andererseits hatte ich gehört, dass sich Babys sehr gern im Wasser aufhalten, schließlich sind sie ja neun Monate lang im Fruchtwasser geschwommen, kennen den Aufenthalt unter Wasser also aus dem Mutterleib. Da war was dran.

Wie alle Eltern möchte auch ich natürlich das Beste für mein Kind, und wenn ich dabei auch noch hip sein kann, umso besser! Ich dachte an Nirvana und ihr weltberühmtes Album »Nevermind«, dessen Cover ein tauchendes und dabei keineswegs unzufrieden aussehendes Baby zeigt. Dem Nirvana-Baby schien es unter Wasser zu gefallen. Trotzdem, ein Rest Angst blieb. Es lief alles auf die eine Frage heraus: Besitzen Babys wirklich einen Tauchreflex?

Wenn Wissenschaftler nicht wissen, wie sich etwas unter bestimmten Umständen verhält, machen sie typischerweise ein Experiment. Auch mir stand diese Möglichkeit offen, alle nötigen Experimentierutensilien wären beim Babyschwimmen ja vorhanden: Wasser und Baby. (Zur Not würde ich es einfach mit einem anderen Baby ausprobieren.) Aber war ich wirklich so sehr Punk? Zum Glück war ich nicht der Erste, der sich gefragt hat, ob man Babys wirklich gefahrlos unter Wasser tauchen

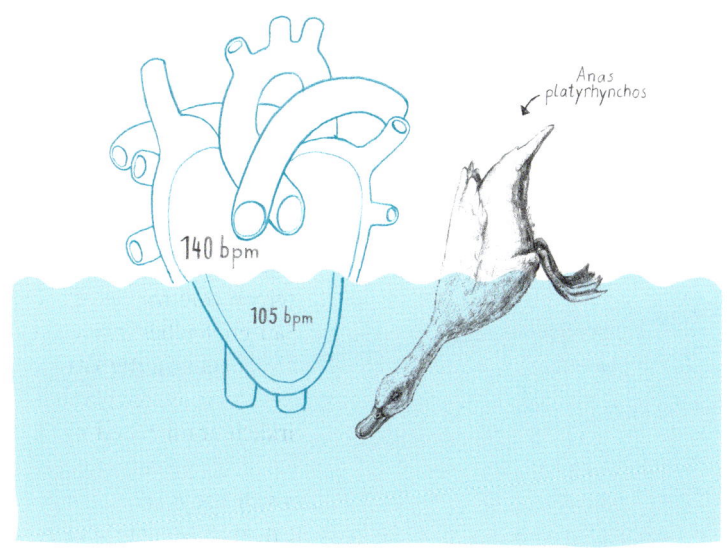

kann. Diese Frage haben sich auch schon viele Wissenschaftler gestellt, und was sie herausgefunden haben, ist faszinierend. Wenn Babys unter Wasser getaucht werden, zeigen sie nicht nur bloß einen Tauchreflex, sondern gleich eine ganze Palette an Reaktionen: Der Atem setzt aus, der Herzschlag verlangsamt sich, Blutgefäße werden enger, die Milz zieht sich zusammen, und der Kehlkopf verschließt sich.

Wenn Experten vom *Tauchreflex* sprechen, meinen sie damit in erster Linie allerdings oft nur den Effekt, dass sich der Herzschlag verlangsamt. Das ist übrigens nicht nur bei Babys so: Um 1870 fand der französische Mediziner Paul Bert heraus, dass bei Enten, die den Kopf ins Wasser tauchen, der Puls sinkt. (Was man eben so entdeckt, wenn man sich für die Welt interessiert.)

Paul Bert fand auch heraus, warum es für Taucher gefährlich ist, wenn sie zu schnell wieder auftauchen: Beim Abtauchen wird mehr und mehr *Stickstoff* in ihrem Blut gelöst, der, wenn sie zu schnell an die Wasseroberfläche zurückkehren, in der Blutbahn Bläschen bilden kann; diese Bläschen können die Blutversorgung unterbrechen. Außerdem fand Bert heraus, dass das, was Ballonfahrern in großer Höhe zu schaffen macht, nicht etwa der geringe Luftdruck ist, sondern der wenige *Sauerstoff* in der Luft. Und er entdeckte auch, was es bedeutet, wenn das Gegenteil der Fall ist: Zu viel Sauerstoff in der Luft führt zu einer *Sauerstoffvergiftung* – mit Übelkeit, Ohrgeräuschen, Fieber, Erregungszuständen, Angst und Verwirrung. Diesen Effekt nennt man dem Forscher zu Ehren übrigens den *Paul-Bert-Effekt*. So ist das mit der Ehre in der Medizin.

Das Absinken des Pulses unter Wasser geschieht automatisch, es ist ein *Reflex*. Er tritt auch bei Säugetieren auf, insbesondere also bei Menschen und da ganz besonders bei sehr jungen Menschen, sprich: bei Babys. Schwedische Kinderärzte haben in einem Experiment ermittelt, dass der Herzschlag eines Babys unter Wasser innerhalb weniger Sekunden deutlich absinkt, von durchschnittlich etwa 140 Schlägen pro Minute auf etwa 105 Schläge. Anders ausgedrückt: Unter Wasser schlägt ein Babyherz plötzlich 25 Prozent langsamer. Die Studie zeigt auch, dass es vom Alter des Babys abhängt, wie stark der Herzschlag zurückgefahren wird: Je jünger die Babys waren, desto schneller und heftiger sank ihr Herzschlag ab.

Das Absinken des Herzschlags um 35 Schläge pro Minute, um besagte 25 Prozent, klingt zwar dramatisch, erst recht für die Eltern, ist aber nichts Rekordverdächtiges. Wenn man sich in der Tierwelt umsieht, stellt man fest, dass sich der Tauchreflex bei Lebewesen, die häufiger, tiefer und länger tauchen als das durchschnittliche Baby, noch viel krasser zeigt. Bei tauchenden Robben zum Beispiel verlangsamt sich der Herzschlag auf bis zu zehn Schläge pro Minute. Robben tauchen eben sehr oft und sehr lange, sie sind praktisch permanent im Training. Spannenderweise schaffen es auch Menschen, ihren Herzschlag überdurchschnittlich stark zu drosseln, allerdings nur durch intensive Übung: Erfahrene Apnoetaucher, die ohne Tauchgerät in die Tiefe gleiten und unter Wasser die Luft anhalten, können Werte von unter 20 Schläge pro Minute erreichen; das Herz schlägt dann also nur noch alle drei Sekunden. Ich würde mich bei so einem Puls vermutlich für tot halten.

Wenn wir unter Wasser tauchen, schlägt nicht nur unser Herz langsamer, der Körper zeigt, wie gesagt, auch noch ein paar andere automatische Reaktionen. Zum einen ändert sich die *Blutverteilung*: Die Gefäße verengen sich, das Blut weicht aus Fingern und Zehen zurück und konzentriert sich auf Kopf und Torso, sodass mehr Blut und damit mehr Sauerstoff für die wichtigen Teile zur Verfügung steht: für Herz, Lunge und Gehirn. (Ich finde, das ist durchaus vertretbar. Würden Sie im Zweifelsfall nicht auch lieber auf einen Finger verzichten als auf ein Gehirn?)

Dass sich beim Tauchen das Blut aus den Beinen zurückzieht und im Torso sammelt, hat zum Teil physikalische Gründe. An Land versackt eine ordentliche Portion Blut unten in den Beinen. Beim Tauchen jedoch wirkt der Wasserdruck diesem Absacken entgegen; man kann sagen, er presst die Venen zusammen und drückt das Blut, das sich in ihnen versteckt, heraus. So kommt ein stattlicher Schwall aus den Beinen hoch, manchmal bis zu einem Liter. Das hat interessante Folgen. In den *Vorhöfen* des Herzens, wo sich das zum Herzen fließende Blut sammelt, bevor es Schluck für Schluck in die *Herzkammern* übergeben und von da aus durch den ganzen Körper gepumpt wird, sitzen Sensoren, die den Flüssigkeitshaushalt des Körpers überwachen. Diese Sensoren schlagen jetzt Alarm, weil es in den Vorhöfen viel voller als sonst ist und sie glauben, der Körper hätte zu viel Flüssigkeit und müsste dringend etwas davon abgeben. Die Sensoren starten also eine dazu geeignete Maßnahme, und es setzt ein heftiger Harndrang ein. Fachleute sprechen von der *Taucherdiurese;* unter Tauchern selbst ist der Effekt als »Taucherheizung« bekannt, schließlich kann es tief unten im kalten Wasser durchaus angenehm sein, wenn es plötzlich schön warm am Oberschenkel wird. Fachleute können den Vorgang übrigens in einer Art beschreiben, dass er gar nicht so eklig, sondern richtig beeindruckend klingt, zum Beispiel so: Der Effekt der Taucherdiurese ist die Folge einer durch Vorhofdehnung bedingten Freisetzung des unmittelbar diuretisch wirkenden atrialen natriuretischen Peptids bei gleichzeitiger Hemmung der Freisetzung von Adiuretin, was zu einer Erhöhung der glomerulären Filtrationsrate mit erhöhter Natriurese und Wasserdiurese führt.

Darüber hinaus zieht sich auch die Milz zusammen und speist rote Blutkörperchen in den Kreislauf ein, wodurch das Blut mehr Sauerstoff transportieren kann, was überaus praktisch ist, denn unter Wasser ist Sauerstoff für uns, die wir nur mit der Lunge atmen können, Mangelware.

Was die Milz und das Herz ihres Babys tun, ist zwar spannend, aber wohl nicht die drängendste Frage, die junge Eltern am Beckenrand umtreibt, sie wollen viel eher wissen: Kann ich mich darauf verlassen, dass mein Kind unter Wasser die Luft anhält? Die beruhigende Antwort ist: Ja, das können sie. Babys hören automatisch auf zu atmen und sich zu bewegen, wenn ihr Gesicht nass wird. Auch diesen Reflex nennt man Tauchreflex; wer es präziser mag, spricht allerdings vom *Atemschutzreflex.*

Der Atemschutzreflex wird bei Babys übrigens nicht nur unter Wasser ausgelöst, sondern auch schon dadurch, dass man ihnen ins Gesicht pustet. Deshalb kann es helfen, einem schreienden Kind kräftig ins Gesicht zu pusten: Der Atemschutzreflex setzt ein, das Kind hält für einen Moment die Luft an, hört auf zu weinen – und wenn es gut läuft, fängt es danach nicht wieder an.

Leider verschwindet der Reflex nach einiger Zeit. Brasilianische Wissenschaftler haben 33 Kinder zwischen einem und zwölf Monaten untersucht und dabei festgestellt, dass der Atemschutzreflex ab dem sechsten Lebensmonat abnimmt. Bei den meisten Einjährigen ist er zwar noch zu beobachten, irgendwann aber verschwunden. (Es bringt also leider nichts, einem dreijährigen Kind bei einem Tobsuchtsanfall mit aufgeblasenen Backen ins Gesicht zu pusten.) Erwachsene besitzen den Atemschutzreflex gar nicht mehr. So ist in der gängigen Fachliteratur auch nichts darüber zu finden, was Erwachsene erleben, wenn man ihnen ins Gesicht pustet. (Wenn ich raten sollte, würde ich auf Ekel oder Ärger setzen. Man sollte vielleicht einmal Rocksänger oder Teilnehmer des *Eurovision Song Contest* fragen, die sich gern von Windmaschinen anblasen lassen, damit ihre Frisur verwegen flattert. Probleme mit der Atmung scheinen sie jedenfalls nicht zu haben.)

Aber zurück zu den untergetauchten Babys. Bei ihnen zeigt sich vermutlich noch ein weiterer Reflex (Fachleute sind sich da nicht ganz einig), der sogenannte *Stimmritzenreflex*. Er verschließt die Lücke zwischen den Stimmlippen im Kehlkopf, die sogenannte *Stimmritze*, und schützt die Babys so davor, Wasser einzuatmen. Der Reflex macht generell die Schotten dicht, wenn eine Flüssigkeit ankommt – ob Wasser, Speichel oder Blut –, denn der Kehlkopf ist dafür der falsche Eingang. Es kann bei Kindern auch zu einem Stimmritzenkrampf kommen, wenn sie im Krankenhaus narkotisiert werden. Es ist eine Nebenwirkung bestimmter Narkose-Medikamente. (Falls Sie sich pharmazeutisch interessieren: Die Rede ist vom Arzneistoff *Ketamin*. Falls Sie sich sehr pharmazeutisch interessieren: Sie kennen ihn vielleicht, er wird unter dem Namen »Special K« gern als Droge eingenommen und ist in Großbritannien in die zweitgefährlichste Rauschgift-Klasse eingestuft worden.)

Bei Babys läuft also ein beeindruckendes Notfall-Programm ab, wenn sie unter Wasser geraten. Sämtliche Reaktionen geschehen automatisch und werden durch Sensoren im Gesicht ausgelöst, die auf Kühle und Nässe ansprechen. Diese Sensoren sind Sinneszellen, die zu einem bestimmten Nerv gehören, der im Gehirn beginnt und sich im Gesicht in drei Äste aufteilt, weshalb er *Trigeminus* oder auch *Drillingsnerv* genannt wird.

Der erste Ast des Drillingsnervs läuft über den Augen zur Stirn, der zweite biegt darunter zum Oberkiefer ab, der dritte führt ganz nach unten zum Unterkiefer. Wir haben also praktisch überall im Gesicht Feuchtigkeitssensoren. Deshalb fallen die Tauchreflexe bei Menschen, die eine Tauchermaske tragen, auch schwächer aus: Die Maske verdeckt die Sensoren – wie bei einem Scheibenwischer am Auto, bei dem ein Blatt auf dem Regensensor klebt.

Es ist ziemlich unpraktisch, dass das Wort »Tauchreflex« so viele unterschiedliche Dinge bezeichnet, die passieren, wenn ein Baby unter Wasser gerät: die Verlangsamung des Herzschlags, die Verengung von Blutgefäßen, das Zusammenziehen der Milz, das Luftanhalten oder den Verschluss des Kehlkopfs. Wenn man sich über Details unterhalten möchte, muss man sich also immer erst einmal darüber verständigen, um welche Reaktion es gerade genau geht. Es gibt dabei zwei Möglichkeiten: Entweder sagt man einfach das, was es ist, oder man benutzt schicke Fachwörter, die einiges hermachen, weil sie dem Lateinischen und/oder Griechischen entlehnt sind, letztlich aber das Gleiche bedeuten: *Bradykardie* (langsamer Herzschlag), *Vasokonstriktion* (Verengen von Blutgefäßen), *Milzkontraktion* (Zusammenziehen der Milz – der ist einfach), *Apnoe* (Luftanhalten) und *Laryngospasmus* (Verschluss des Kehlkopfs).

Dass ein Baby diese Palette an automatischen Reaktionen abfährt, sobald es unter Wasser gerät, bedeutet allerdings nicht, dass es nicht ertrinken kann. Tauchreflexe sind kein Tauchschein! Was ein Baby unter Wasser macht, sieht zwar so aus wie Schwimmen, ist es aber nicht; es sind lediglich reflexartige Bewegungen. Babys können nicht schwimmen, ihnen fehlen dazu die Koordinationsfähigkeit und die Muskelkraft, sie können ja nicht mal sitzen. Die Bundesarbeitsgemeinschaft *Mehr Sicherheit für Kinder* weist darauf hin, dass ein Kind unter drei Jahren schon in 5 Zentimeter hohem Wasser ertrinken kann. Laut einer Umfrage ist das vielen Eltern überhaupt nicht klar. Dass für Kinder bereits wenige Zentimeter Wasser in einem Planschbecken, einer Badewanne oder einem Eimer lebensbedrohlich sind, liegt tragischerweise just am Stimmritzenreflex, jenem Reflex, der die Kinder in anderen Situationen gerade vor dem Ertrinken schützt: Wenn Kinder mit dem Gesicht unter Wasser geraten, hören sie auf zu atmen, der Kehlkopf verschließt sich, und sie verfallen in eine Art Schockstarre; so können sie ersticken, ohne dass auch nur ein einziger Tropfen Wasser in ihre Lungen gelangt.

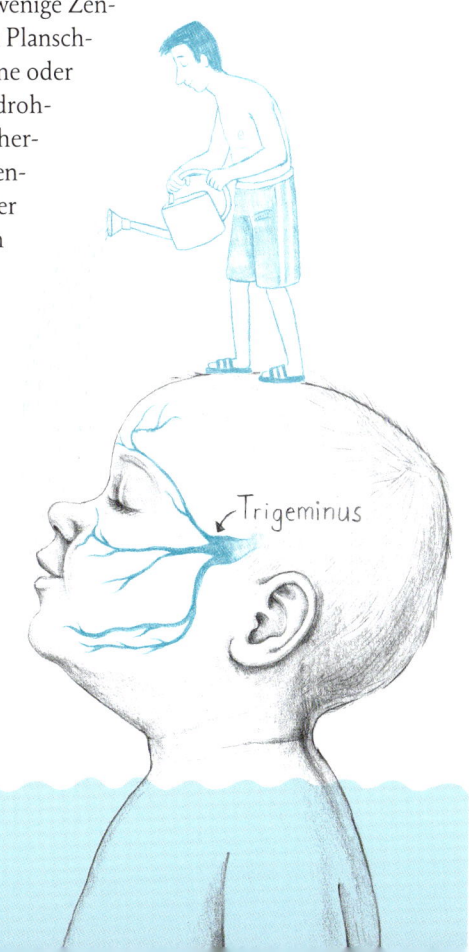

Experten warnen deshalb: Ertrinken ist ein leiser Unfall. Wenn ein Kind ertrinkt, schreit es in der Regel nicht um Hilfe, es gestikuliert nicht, es strampelt nicht – es geht einfach still unter. Ich kann mich den Warnungen nur anschließen: Ertrinken gehört zu den häufigsten Todesursachen bei Kleinkindern, sichern Sie in Ihrem Garten also Teich und Regentonne ab und lassen Sie niemals Kinder alleine am Wasser, egal wie flach es ist! Die *Deutsche Lebens-Rettungs-Gesellschaft* empfiehlt übrigens, Babys überhaupt nicht unterzutauchen.

Was bedeutet das alles für mich, mein Kind und das Babyschwimmen? Sollen wir hingehen? Oder lieber zu Hause bleiben? Klar ist: Der Veranstaltung darf man Skepsis entgegenbringen, es sprechen durchaus einige wissenschaftliche Argumente dagegen.

Gegen das Babyschwimmen spricht auch ein evolutionärer Aspekt: Wir Menschen sind schließlich Landlebewesen. Meinen Sie nicht auch, es wird seine Gründe gehabt haben, warum unsere Vorfahren (unsere sehr, sehr frühen Vorfahren, das heißt Fische) vor etwa 400 Millionen Jahren das Wasser verlassen haben? Sollte man jetzt also sein Neugeborenes wieder zurückbringen?

Säuglinge können trotz Tauchreflex Wasser schlucken und so den sogenannten *Wasser-Elektrolyt-Haushalt* durcheinanderbringen. Kinder können außerdem schnell unterkühlen, wenn sie im Wasser sind oder nach dem Schwimmen nicht richtig abgetrocknet und aufgewärmt werden. Darüber hinaus liefert eine Langzeitstudie des *Deutschen Forschungszentrums für Gesundheit und Umwelt* Hinweise darauf, dass Kinder, die am Babyschwimmen teilnehmen, im ersten Lebensjahr häufiger an Durchfall und Mittelohrentzündungen leiden. Diese Risiken müssen Eltern gegen die möglichen Vorteile abwägen: Das Spielen im Wasser hilft, Motorik und Koordination zu trainieren, was sicherlich auch das Körpergefühl verbessert. Außerdem macht vielen Eltern und Kindern das gemeinsame Planschen Spaß. Wer wissen will, ob es ihm und seinem Kind auch so geht, dem bleibt wohl nichts anderes übrig, als es schlicht und ergreifend selbst auszuprobieren – aber am besten nur mit dem eigenen Kind.

Zart, ganz zart

Was ist das Geheimnis samtweicher Babyhaut?

Mit einem Baby zu kuscheln ist wunderschön. Es hat so makellose, zarte Haut, samtweich, rosig und glatt. Es fühlt sich einfach gut an, mit ihm Wange an Wange zu schmusen, die kleinen Arme und Beine zu streicheln, das Kind sacht mit der Nase anzustupsen.

Es ist allerdings keineswegs erstrebenswert, eine »Haut wie ein Babypopo« zu haben, wie man oft hört. Die Leute, die davon träumen, haben offenbar noch keinen Babypopo gesehen. Der ist nämlich oft wund und rot oder (bei einem handelsüblichen Windelpilz) rissig, geschwollen und von schuppigen Pusteln befallen. Wer möchte schon so eine Haut haben? Man sollte sich stattdessen lieber eine Haut »wie ein Babyrücken« oder »wie ein Babyschenkel« wünschen, denn von besonders strapazierten oder ungünstigen Körperstellen abgesehen, haben Babys im Allgemeinen tatsächlich eine herrlich weiche, reine Haut.

Wie anders sehen wir Erwachsenen dagegen aus, vor allem im fortgeschrittenen Alter: Wir haben Falten und Furchen im Gesicht, die Haut hängt irgendwann schlaff herab, man erkennt Poren, Pickel, Risse und Rötungen; die Haut verrät in aller Deutlichkeit, dass wir alt sind. Warum können wir nicht für immer die makellose, zarte Babyhaut behalten? Wieso verschwindet sie irgendwann? Weshalb ist sie überhaupt so zart? Was ist ihr Geheimnis?

Die Haut eines Babys unterscheidet sich in ihrer Struktur nicht von der eines Erwachsenen. Sie besteht bei beiden aus drei Schichten: *Oberhaut*, *Lederhaut* und *Unterhaut*.

Die Oberhaut ist die äußerste Schicht; sie ist sozusagen die Grenze, an der wir selbst aufhören und die Umwelt beginnt. Die Oberhaut ist meist dünner als ein Blatt Papier, kann aber hier und da auch einige Millimeter dick werden, zum Beispiel an den Fußsohlen und in den Handflächen. Die Oberhaut wird auch *Epidermis* genannt (was wie ein griechisches Restaurant klingt, aber wenn Sie tatsächlich mal eines entdecken, das so heißt, würde ich Ihnen raten, dort lieber nicht einzukehren) und besteht selbst aus mehreren Schichten.

Ich will Sie hier nicht mit anatomischen Details und lateinischen Fachausdrücken langweilen, aber den alleräußersten Bereich der Oberhaut muss ich Ihnen einfach vorstellen, denn er nimmt eine besondere Rolle ein: Die sogenannte *Hornschicht* (oder auch das *Stratum corneum*) ist unsere äußerste Grenze, eine harte Außenmauer, die verhindert, dass wir auslaufen oder irgendwas eindringt. Die Hornschicht besteht ihrerseits aus 16 Schichten, in denen flache, harte Zellen miteinander vernietet sind. Wenn Sie die Hornschicht als eine Art Schutzmauer betrachten, sind diese Zellen gewissermaßen die Ziegelsteine. Zwischen ihnen wabern Fette und Wasser; das können Sie sich, wenn Sie im Bild bleiben wollen, als den Mörtel vorstellen. Diese äußere Mauer wird permanent erneuert und aufgefüllt: Mit der Zeit fallen die äußersten der verhornten Zellen, die ausgedienten Ziegel, ab, und neue, frische rücken nach; man spricht dabei von *Abschuppung* oder, wenn man vom Fach ist, von *Desquamation*.

Weiter unten in der Oberhaut, unterhalb der Hornschicht, gibt es noch andere Abschnitte, dort sitzen zum Beispiel noch *Pigmentzellen*, die bräunliche Farbstoffe produzieren, sogenannte *Melanine*. Die Melanine sind es, die unsere Hautfarbe ausmachen und auch dafür sorgen, dass wir in der Sonne braun werden. So viel zur Oberhaut.

Die zweite und mittlere Schicht in der Haut ist die Lederhaut. (Es handelt sich hierbei nicht um eine Figur aus einem Roman von Karl May.) Profis nennen sie *Dermis*. Sie ist die dickste der drei Hautschichten und enthält eine ganze Menge Zeug. Da gibt es Bindegewebsfasern, die die Haut stabil und elastisch halten, Blutgefäße, die die Haut versorgen und auch für die Temperatursteuerung des Körpers zuständig sind, und Haarwurzeln sowie Nervenenden, über die wir Druck, Berührungen und Schmerzen spüren. Und dann sind da auch noch die Schweiß- und Talgdrüsen, die die Hautoberfläche unter anderem vor dem Austrocknen schützen. Wenn Sie Vergleiche vom Bau mögen, dann können Sie sich nach der Außenmauer nun vorstellen, dass wir uns jetzt mitten in der Wand befinden, wo Stromkabel und Wasserrohre verlaufen.

Unter der Lederhaut sitzt schließlich die unterste Schicht der Haut. Sie ist absolut passend, wenn auch nicht sonderlich kreativ mit Unterhaut benannt. Mediziner sprechen von der *Subcutis*. Sie ist eine Isolationsschicht aus Fett und schützt uns vor Hitze und Kälte sowie bei äußerer Druckeinwirkung, außerdem schlängeln sich Blutgefäße durch sie hindurch, und sie beherbergt Sinneszellen, die auf starken Druck von außen ansprechen. In Ihrem gedanklichen Haus entspricht die Unterhaut am ehesten den Dämmplatten, die man manchmal von innen an der Wand anbringt. (Bauexperten und Heimwerker wissen allerdings, dass eine solche Innendämmung einige Nachteile besitzt – zum Beispiel bringt sie oft Schimmelprobleme mit sich – und man in der Regel besser außen dämmen sollte. Das Bild, das wir hier bemühen, ist also etwas schief, denn die Unterhaut ist perfekt da, wo sie ist, und verursacht auch keinerlei Schimmelprobleme.)

Aus diesen drei Schichten – Oberhaut, Lederhaut und Unterhaut – besteht also unsere Schutzschicht. Obwohl sie so dünn und unscheinbar ist, ist unsere Haut ein vielseitiges, aufregendes, wundervolles Organ (und sie ist übrigens auch das größte, das wir haben): Sie ermöglicht uns zu tasten und zu fühlen, sie erlaubt uns, berührt und gestreichelt zu werden, sie schwitzt, wenn wir einen Vortrag halten müssen, und wird rot, wenn uns etwas peinlich ist, sie verhindert, dass Viren, Bakterien und Giftstoffe in unseren Körper gelangen, bewahrt uns vor Unterkühlung, Überhitzung, Austrocknen und Nasswerden, sie hält unseren Stoffwechsel im Gleichgewicht und schützt uns vor Verletzungen sowie vor UV-Strahlen im Sonnenlicht. (Wenn man diese Aufzählung liest, könnte man glatt den Eindruck gewinnen, unsere Welt sei ein schrecklicher Ort voller Gefahren. Der Eindruck ist durchaus richtig. Aber keine Sorge, dafür haben wir ja unsere Haut: Sie ist ein exzellenter Schutz gegen alle möglichen Übel dieser Welt.)

Wenn ein Baby geboren wird, ist seine Haut, seine Schutzschicht, in der Regel schon recht gut entwickelt und vorbereitet auf die Strapazen, die das Dasein auf diesem Planeten so mit sich bringt. So verfügt sie bereits über eine dicke Oberhaut mit einer robusten Hornschicht, was ziemlich verblüffend ist, immerhin ist das Baby ja die letzten neun Monate ohne Pause im Fruchtwasser geschwommen. Da fragt man sich, wie es der Winzling wohl angestellt hat, nicht völlig aufgeweicht auf die Welt zu kommen, sondern mit perfekter, intakter Haut. Wir selbst brauchen ja nur mal eine halbe Stunde im Schwimmbecken oder in der Badewanne herumzudümpeln, schon beginnt unsere Haut aufzuquellen, und wir bekommen faltige *Waschfrauenhände*.

Waschfrauenhände faszinieren Wissenschaftler, denn sie sind ziemlich eigenartig (die Rede ist von Waschfrauenhänden, aber wenn Sie beim Lesen spontan an Wissenschaftler gedacht haben, wird der Satz davon nicht unbedingt falsch): Bei längerem Kontakt mit Wasser runzelt sich die Haut an den Fingerkuppen.

(Sie runzelt sich auch noch an den Zehen und der Fußsohle, am restlichen Körper jedoch kaum, etwa an den Armen oder am Po. Deshalb spricht man wahrscheinlich von Waschfrauenhänden – hier tritt der Effekt am stärksten auf und ist am besten zu sehen – und nicht von Waschfrauenoberschenkeln oder von Waschfrauenhintern, zumindest nicht in diesem Zusammenhang.)

Die Haut an den Fingerkuppen wird im Wasser übrigens nicht immer runzelig. Ärzte haben beobachtet, dass sie keine Falten wirft, wenn ein Nerv zum Finger durchtrennt wurde. Das Schrumpeln ist also offenbar nicht bloß eine passive, automatisch ablaufende Reaktion auf Wasser, sondern es scheint ein aktiver, gezielter, ausgetüftelter Vorgang zu sein, der vom vegetativen Nervensystem gesteuert wird.

Waschfrauenhände sehen mit ihren Rillen und Furchen aus wie Winterreifen, und so haben US-amerikanische Forscher im Jahr 2011 vermutet, dass uns Waschfrauenhände beim Greifen helfen, weil sie Wasser durch ihre Furchen besser ablaufen lassen können und uns so einen festeren Griff ermöglichen.

Kurze Zeit später haben britische Neurowissenschaftler ein Experiment gemacht und festgestellt: Menschen mit runzligen Waschfrauenhänden können feuchte Marmorstücke tatsächlich besser greifen als Menschen ohne Waschfrauenhände.

2014 wollten Wissenschaftler aus Berlin wissen, weshalb das so ist. Sie haben dazu untersucht, ob Menschen mit vom Wasser aufgeweichten Fingerkuppen genauer fühlen können, und fanden heraus: Nein, können sie nicht. Sie haben daraufhin das Experiment ihrer britischen Kollegen wiederholt und verdutzt festgestellt: Mit runzligen Fingern greifen die Probanden in ihrem Experiment gar nicht besser, sondern genauso schnell und geschickt wie mit nicht runzligen Fingern – ganz anders, als es die britischen Forscher beobachtet hatten. Die Berliner Wissenschaftler schließen daraus, dass das Experiment der Briten nicht zu Klärung der Frage geeignet ist, ob wir mit Waschfrauenhänden besser greifen können oder nicht, und sie vermuten, dass es sich bei den runzligen Händen und Füßen, die wir im Wasser bekommen, doch nicht um eine clevere Anpassung unseres Körpers an die nasse Umgebung handelt, sondern es eher ein zufälliger Nebeneffekt beim Nasswerden ist.

Sie sehen, Wissenschaft ist kompliziert, sogar bei so etwas Einfachem wie den Waschfrauenhänden.

Oder fragen Sie mal eine Wasserleiche, die ein paar Wochen im See gelegen hat – beziehungsweise einen Gerichtsmediziner, der sie untersucht und feststellt, dass ihre Haut inzwischen so aufgeweicht und abgelöst ist, dass man sie von Händen und Füßen wie ein Paar Handschuhe beziehungsweise Socken abziehen kann. Das Baby aber steigt nach neun Monaten Floaten aus dem mütterlichen Swimmingpool und hat eine famose, funktionierende, gut sitzende Haut. Ist das nicht erstaunlich?

Dass ein Baby nicht aufweicht, wenn es im Bauch der Mutter schwimmt, liegt an einem speziellen Schutzfilm, den es auf der Haut trägt. Er bildet sich etwa ab der Hälfte der Schwangerschaft und hört auf den nicht sonderlich appetitlichen Namen *Käseschmiere*. Käseschmiere ist ein faszinierender Stoff mit vielen Funktionen, unter anderem schützt sie das Baby vor dem Aufweichen im Fruchtwasser und versorgt es gleichzeitig mit Fett und Flüssigkeit, sie ist gewissermaßen ein maßgeschneidertes, perfekt anliegendes Ganzkörper-Wachstuch mit eingebauter Pflegelotion, das das Baby trocken hält und ihm ermöglicht, eine solide und funktionierende Haut mit Hornschicht aufzubauen, obwohl es sich die ganze Zeit unter Wasser befindet.

Käseschmiere ist so spannend, dass ich sie einzeln unter die Lupe nehme: Was ist das für ein Zeug, was kann es, wozu braucht man es? Blättern Sie mal rüber zum Kapitel »Weiß und fettig«, wenn Sie mehr darüber erfahren wollen.

Ob die Haut des Babys tatsächlich solide ist und funktioniert, wie eben behauptet, kann man feststellen, wenn man ein Stückchen herausschneidet und im Labor untersucht. Jedoch gehört es sich erstens nicht, jemandem, der gerade frisch auf die Welt gekommen ist, zur Begrüßung erst einmal ein Stück Haut herauszuschneiden, und zweitens widerspricht es auch so ziemlich allen Prinzipien, an denen Ärztinnen und Ärzte ihre Arbeit ausrichten sollen (wie Selbstbestimmung der Patienten, Schadensvermeidung sowie Wohlergehen und Würde des Menschen). Deshalb haben sich Ärzte überlegt, wie sie etwas über den Zustand der Haut herausfinden können, ohne sich eine Scheibe davon abzuschneiden, und sind auf die Idee gekommen, dass ihnen der sogenannte *transepidermale Wasserverlust* helfen könnte.

Der transepidermale Wasserverlust ist die Rate, mit der *Wasserdampf* unseren Köper verlässt, indem er von innen durch unsere Haut nach außen wandert, und man kann ihn mit einem entsprechenden Gerät leicht messen, ohne sich dazu ein Stück Baby abschneiden zu müssen. Er ist deshalb unter Wissenschaftlern beliebt, um zu beziffern, wie intakt Haut ist und wie gut sie als Schutzschicht funktioniert. Wie hoch oder niedrig der transepidermale Wasserverlust bei einer Person ist, hängt unter anderem von ihrem Alter und Hauttyp ab, davon, ob sie Schminke trägt oder Hautcreme verwendet, wie warm und feucht es im Raum ist und an welcher Körperstelle man misst. Man kann grob sagen, dass normale, gesunde Haut ungefähr 4 bis 8 Gramm Wasserdampf pro Quadratmeter und pro Stunde abgibt (wenn Sie nicht gerade unter den feuchten Achseln messen, da ist der transepidermale Wasserverlust in der Regel höher). Wenn man das hochrechnet, heißt das: Ein Erwachsener, der nicht besonders stark schwitzt, verliert pro Tag ein bis zwei Tassen Wasser über die Haut. Ein geringerer transepidermaler Wasserverlust (als diese normalen 4 bis 8 Gramm) bedeutet, dass die Haut besonders wenig Wasserdampf durchlässt, sie als Schutzschicht also gut funktioniert. Hohe Werte sind hingegen ein Anzeichen dafür, dass die Haut beschädigt ist.

Den transepidermalen Wasserverlust kürzt man oft auch als TEWL ab, für den englischen Begriff »Transepidermal Water Loss«. Das darf man nicht mit TOEFL verwechseln, dem »Test of English as a Foreign Language«, einem Sprachtest, den man oft ablegen muss, wenn man als Nicht-Muttersprachler an einer englischsprachigen Universität studieren will. Töffel hingegen bezeichnet einen dummen Menschen.

Gesunde Kinder, die nach den üblichen neun Monaten geboren werden, haben einen transepidermalen Wasserverlust, der genauso niedrig wie der von Erwachsenen ist oder sogar noch geringer. Daraus schließen Wissenschaftler, dass Babyhaut intakt und voll funktionstüchtig ist, eine erstklassige, halbdurchlässige Barriere, die Wasserdampf und Talg und Schweiß rauslässt, aber keine Krankheitserreger und sonstigen Unholde rein. (Kinder, die zu früh auf die Welt kommen, sind hingegen noch nicht ganz fertig, so funktioniert unter anderem ihre Haut noch nicht richtig und hat auch noch keine ausreichend dicke Hornschicht gebildet – die Haut ist fragil und verletzlich und lässt leichter Krankheitserreger eindringen.) Doch wenn die Haut von Babys genauso aufgebaut ist und genauso funktioniert wie die von Erwachsenen, warum ist sie dann so viel weicher?

Das liegt daran, dass Babyhaut trotz aller struktureller Gemeinsamkeiten eben doch ein bisschen anders ist als Erwachsenenhaut. Vor allen Dingen ist der harte, äußere Schutzwall, die Hornschicht, dünner. Die Hornzellen sitzen auch nicht so eng zusammen wie bei uns. Das hat nicht nur zur Folge, dass Babys empfindlicher sind (beispielsweise schürfen sie sich an einem Reißverschluss, einem Knopf, einem Klettverschluss oder einer Naht viel leichter die Haut auf als wir Erwachsenen),

Babys sind auch weicher. Darüber hinaus ist die Babyhaut noch frisch und makellos, weil sie noch nichts Dramatisches erlebt hat. Im Bauch der Mutter war die Haut vor Reibung, Beschädigung und Sonnenlicht geschützt, doch hier auf der Welt ist sie mit einem Mal UV-Licht ausgesetzt, Bakterien, kratzender Kleidung und harten Kanten, sie kriegt die volle Breitseite an Herausforderungen ab, an denen sie wachsen muss und die sie nach und nach härter, zäher und widerstandsfähiger machen.

Mit jedem Tag, den das Baby auf der Welt verbringt, verliert seine Haut an Zartheit, weil sie sich an das strapaziöse Leben auf der Erde anpasst. Das kennen wir auch von uns Erwachsenen: So ist etwa die Haut eines Dachdeckers, der den ganzen Sommer lang unter sengender Sonne mit rauen Holzbalken, spitzen Nägeln und scharfen Sägen gearbeitet hat, nicht weich und zart, sondern gegerbt von Wind und Wetter und, besonders an den Händen, zerkratzt und schwielig von der mechanischen Beanspruchung.

Babyhaut unterscheidet sich von Erwachsenenhaut in vielen kleinen Details. Sie enthält zum Beispiel weniger vom Farbstoff *Melanin*, der uns vor *UV-Strahlen* schützt, weshalb ein Baby Sonnenschutzcreme mit besonders hohem Lichtschutzfaktor braucht. Weil die Hornzellen in der äußersten Hautschicht bei einem Baby eben auch noch einen größeren Abstand zueinander haben, die Ziegel gewissermaßen nicht so eng verlegt sind, verliert ein Baby schnell Feuchtigkeit. Wie feucht oder trocken seine Haut ist, hängt natürlich davon ab, um welche Körperstelle es sich handelt, ob das Baby dort noch von Käseschmiere bedeckt ist oder ob es unter einem Heizstrahler liegt; aber generell haben frisch geborene Babys eine trockenere Haut als ältere, die sich schon ein bisschen anpassen konnten.

Babys besitzen auch weniger aktive *Talg-* und *Schweißdrüsen* als wir Erwachsenen, was zwei Konsequenzen hat: Zum einen können Babys noch nicht so gut schwitzen und überhitzen deshalb leicht, zum anderen produziert ihre Haut weniger saure Fette und ist deshalb *pH-neutral* (während wir Erwachsenen eine fettige Säureschicht auf der Haut tragen, was eklig klingt, aber ziemlich praktisch ist, denn sie schützt uns vor Bakterien). Dass Babys so samtweiche Haut haben, liegt also daran, dass sie noch so dünn und frisch ist.

Babys sind übrigens generell weich: Nicht nur ihre Haut ist dünn und zart, sie haben zum einen auch viel molliges, gemütliches Fett und zum anderen kaum *Muskelspannung* – sie sind gewissermaßen kleine, schlaffe Kissen mit weichem Bezug. (Bitte verstehen Sie das nur metaphorisch! Ein Baby ist in Wirklichkeit kein Kissen, dafür ist es zu klein und schwach, und dafür ist Ihr Kopf zu schwer. Ich hoffe, das wussten Sie schon, aber vorsichtshalber stelle ich das hier lieber noch einmal klar.)

Dass Babys viel *Fett* besitzen, sieht man ihnen an: Ihre Unterärmchen erinnern manchmal an Brötchenteig aus der Dose, und sie haben regelrechte Fettwülste an Händen und Füßen. Deshalb spricht man auch vom *Babyspeck*. Finden Sie, das klingt nicht nett? Es ist allerdings durchaus gerechtfertigt, denn von allen Lebewesen auf unserer Erde haben wir Menschen tatsächlich die fettesten Neugeborenen: Unsere Babys haben einen Körperfettanteil von rund 15 Prozent und sind damit sogar molliger als Robbenbabys. Früher nahm man an, dass die üppige Speckschicht Babys gut gegen Kälte isoliert; inzwischen vermuten Forscher aber, dass wir die Fettreserven viel mehr für die Entwicklung unseres außergewöhnlich großen und leistungsstarken Gehirns brauchen. Dieser Theorie nach macht die Evolution also aus dicken Babys fähige Erwachsene – survival of the fattest!

Eben habe ich gesagt, man müsste sich ein Stück Babyhaut rausschneiden, wenn man sie detailliert untersuchen möchte, aber das ist nicht ganz richtig, denn es gibt auch noch Alternativen. Mit bestimmten Messgeräten und Mikroskopen kann man die Vorgänge in der Haut auch dann gut beobachten, während sie am Kind ist, was einige Vorteile bietet, unter anderem fürs Kind. (Wenn Sie es genau wissen wollen: So etwas macht man zum Beispiel mit *Fluoreszenzspektroskopen*, *Videomikroskopen* und *konfokalen Laser-Scanning-Mikroskopen*.) Französische Wissenschaftler haben im Jahr 2010 mit solchen Geräten die Haut von 20 Müttern und ihren Kinder verglichen und herausgefunden: Die Hornschicht von Babys ist 30 Prozent dünner, und die Hautzellen, aus denen sie besteht, sind 20 Prozent kleiner als die von Erwachsenen.

Übrigens gibt es bei der Haut noch einen weiteren Unterschied zwischen Säuglingen und Erwachsenen, wenn auch nur einen rechnerischen: Babys haben relativ zu ihrem Gewicht etwa doppelt so viel Haut wie Erwachsene. Das klingt kurios, aber es ist etwas ganz Normales. Wenn Dinge größer werden, wächst ihr *Volumen*, das heißt ihr Inhalt, schneller als ihre *Oberfläche*.

Sie glauben das nicht, aber sind ein Rechenfuchs? Dann rechnen Sie bitte selbst nach! Nehmen Sie zuerst einen Zuckerwür-

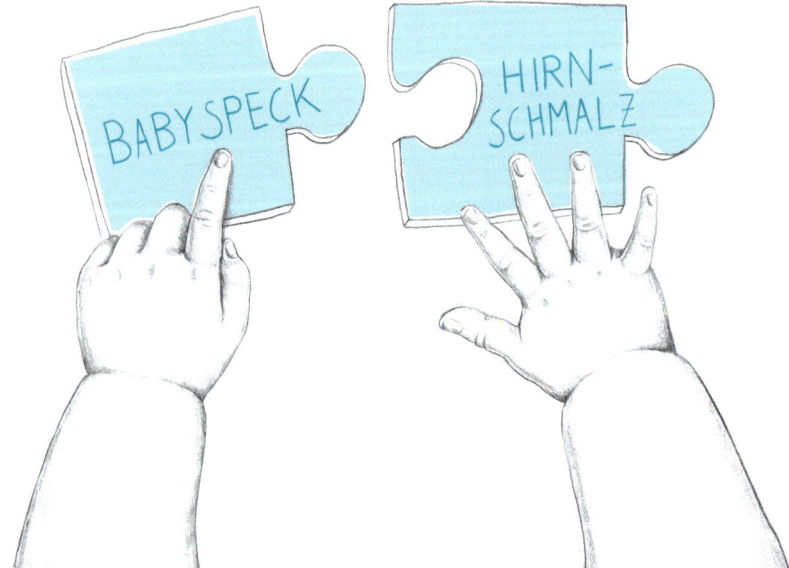

fel mit den Maßen 1 x 1 x 1 (alle Maße in Zentimetern; echte Zuckerwürfel sind übrigens etwas größer, aber wir nehmen hier der Einfachheit halber handliche Zahlen). Bestimmen Sie dann seine Oberfläche und sein Volumen. Sie erhalten eine Oberfläche von 6 Quadratzentimetern und ein Volumen von 1 Kubikzentimeter. Berechnen Sie nun Oberfläche und Volumen von einem Schuhkarton mit den Maßen 40 x 30 x 20 (auch hier alle Maße in Zentimeter). Sie kommen auf eine Oberfläche von 5.200 Quadratzentimetern und ein Volumen von 24.000 Kubikzentimetern. Sie sehen: Wenn das Objekt größer wird, wie vom Zuckerwürfel zum Schuhkarton, wächst sein Volumen krasser als seine Oberfläche.

Das hat Auswirkungen darauf, wie das Baby abkühlt. Denn Abkühlen ist etwas, das über die Oberfläche funktioniert, und weil kleine Dinge (zum Beispiel Babys) im Vergleich zu ihrer Größe mehr Oberfläche besitzen als große Dinge (zum Beispiel Erwachsene), kühlen sie auch schneller ab. Das klingt jetzt wie trockene Physik, aber man kann in der Natur Konsequenzen beobachten: Kaiserpinguine in der Antarktis sind zum Beispiel größer (und können deshalb mehr Wärme halten) als Galápagos-Pinguine nahe dem Äquator, die wesentlich kleiner sind und somit Wärme schneller abgeben.

Biologen kennen das als *Bergmann'sche Regel*, die nach dem deutschen Anatom Carl Bergmann benannt ist: Bei Tierarten, die ihre *Körperkerntemperatur* unabhängig von der Außentemperatur auf einem konstanten Wert halten können, sind Vertreter am Äquator oft kleiner als ihre Verwandten an den Polen. Das kann man zum Beispiel bei Braunbären, Füchsen und Pinguinen beobachten. Bei Kälte ist es eben ein Vorteil, groß zu sein, weil große Körper nicht so schnell abkühlen wie kleine, da Abkühlung über die Oberfläche abläuft und große Körper relativ zu ihrer Größe weniger Oberfläche haben.

Bergmann'sche Regel

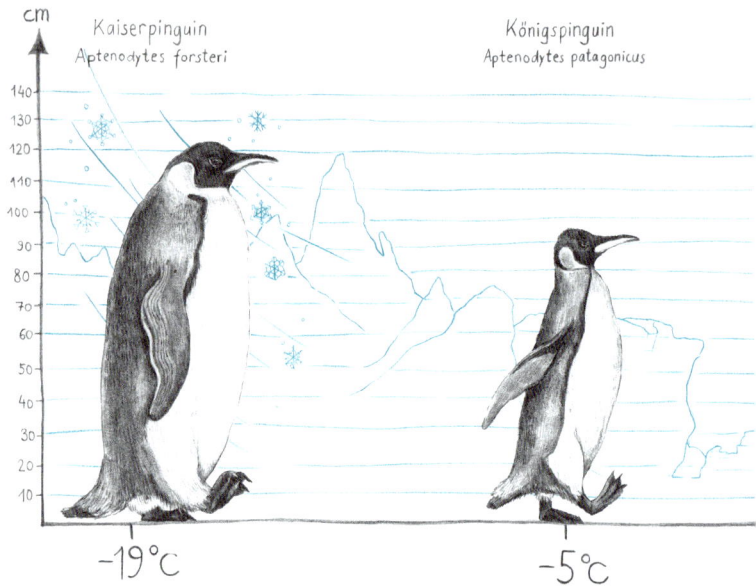

Ein Baby ist neu hier auf der Welt, seine Haut ist dünn und hat noch keinerlei Gebrauchsspuren. Deshalb fühlt sie sich so zart an. Das Geheimnis der samtweichen Babyhaut ist also, dass sie frisch und noch nicht so robust ist.

Aber seien Sie nicht neidisch: Spätestens in der Pubertät ist es vorbei mit der makellosen, kuschelzarten Haut, und ab 40 bekommt auch das einst so glatte Baby Falten. Und sollten Sie trotz dieser aufmunternden Aussicht jetzt erst einmal deprimiert in den Spiegel blicken und sich angesichts ledriger Haut, großer Poren und tiefer Kerben grämen, kann ich Sie trösten: Wie bereits erwähnt haben auch Babys nicht immer wunderschöne Haut; sie ist oft trocken und geplagt von roten Flecken,

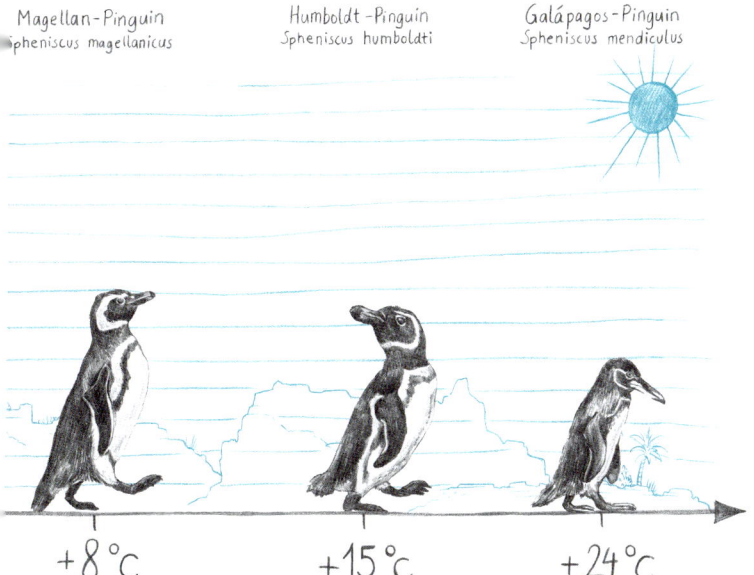

Windelausschlag, Neugeborenenakne, *Kopfgneis* (gelblichen Talg-Schuppen in den Haaren), *Nesselsucht* (Quaddeln) und *Milchschorf* (krustigem, nässendem Hautausschlag im Gesicht und auf dem Kopf).

Übrigens kommt beim Streicheln von Babyhaut womöglich noch ein weiterer Zartheitsfaktor hinzu, der mit dem Baby gar nichts zu tun hat: Für uns fühlt sich fremde Haut generell weicher an, als sie ist. Das haben drei Gesundheitspsychologen des *University College* in London im Jahr 2015 bei Experimenten herausgefunden. 150 fremde Menschen sollten sich einander sanft und langsam an den Armen und Händen streicheln und bewerten, wie weich sie die eigene und die fremde Haut finden. Die Personen fanden die fremde Haut immer weicher und angenehmer als ihre eigene, auch wenn das gar nicht stimmte. Wir fallen offenbar auf eine Weichheitsillusion herein, wenn wir fremde Haut streicheln. Die Wissenschaftler schreiben in ihrem Bericht, diese Illusion sei ein neuartiger Körpermechanismus, der es für uns angenehm macht, andere zu berühren, sie sei ein Körpermechanismus für soziale Bindung.

Orange Revolution

Weshalb fängt man bei Beikost mit Karotte an?

Es ist ein ganz besonderer Moment, wenn ein Baby zum ersten Mal feste Nahrung bekommt, zum ersten Mal etwas anderes als Muttermilch (oder entsprechenden Ersatz). Es ist einer der vielen Schritte auf dem faszinierenden Weg vom Säugling zum Kind, vom kleinen hilflosen Bündel, das noch (fast) nichts kann, zum eigenständigen Wesen, bei dem man sich fragt, wie es so schnell so groß werden konnte.

Diese erste sogenannte *Beikost* ist ein Meilenstein, ein einschneidendes Ereignis, vor allem für die Eltern, auch wenn sie rückblickend oft zugeben müssen, dass es ziemlich unspektakulär gewesen ist: Das Baby hängt in seiner Sitzschale (selbst sitzen kann es zu dem Zeitpunkt meistens noch nicht) und trägt ein Lätzchen um den Hals, das ihm bis zu den Knien reicht (das Baby ist halt noch klein, außerdem hat es sich als praktisch herausgestellt, ein kleines Kind beim Essen möglichst großflächig abzudecken – hier kann vielleicht auch Malerfolie helfen). Langsam nähert sich der Löffel mit dem ersten echten Essen, meistens Karottenbrei – eine winzige Portion weicher, oranger Masse. Das Baby guckt vielleicht interessiert, vielleicht neugierig, vielleicht auch gar nicht, auf jeden Fall öffnet es meistens nicht den Mund, es weiß halt noch nicht, dass Nahrung von jetzt an so aussieht und dass es etwas tun muss, um sie zu bekommen. Mutter oder Vater oder wer auch immer die feierliche Aufgabe übernommen hat, die erste feste Mahlzeit zu füttern, muss den Löffel nun irgendwie in den Babymund bugsieren: den Löffel bei der ersten guten Gelegenheit zwischen den Lippen hindurchschieben, anheben wie ein Baustellenkipper, der eine Ladung Kies ausschüttet, beim Herausziehen den Löffel am Oberkiefer des Babys abstreifen, und mit etwas Glück ist bei der ganzen Aktion der Brei nicht nur an Lippen und Nase hängen geblieben, sondern eine nennenswerte Portion tatsächlich auch im Mund gelandet. Das Baby kann mit der ungewohnten Substanz meist nichts anfangen; es bewegt den Kiefer, schmatzt mit den Lippen, was man mit gutem Willen für eine Art Kauen halten kann, es schiebt den Brei mit der Zunge hin und her und vor allen Dingen wieder aus dem Mund heraus, und es guckt vielleicht ein bisschen skeptisch aus der Wäsche. Es weiß seinen allerersten Brei in der Regel nicht sonderlich zu schätzen. Falls doch, lässt es sich das jedenfalls in den meisten Fällen nicht anmerken.

Bei Babys finden wir vieles von dem, was sie tun, süß. Bei Erwachsenen ist das anders. Gehen Sie zum Beispiel doch mal in ein feines Restaurant und lassen sich bei einem Degustationsmenü neue Geschmackserlebnisse vorführen – Jakobsmuschel-Carpaccio an Vanilleöl und Limette-Hibiskussalz, Kürbisravioli in Salbeibutter, geschmorter Hirsch auf Topinambur-Trüffelpilzen an Sauce Rouennaise und zum Abschluss konfierte Zitrusfrüchte im Dinkelbett –, und dann schieben Sie jede Portion, die Sie in den Mund nehmen, mit der Zunge wieder heraus, lassen sie aufs Hemd oder Kleid fallen und gucken teilnahmslos in der Gegend herum. Das fände vermutlich keiner süß. Ungerecht, oder?

Vielleicht geht das Kind in Gedanken aber auch einer Frage nach, die wirklich spannend ist: Wieso füttern wir unseren Kindern als erste Beikost eigentlich Karotte? Sie ist ein durchschnittliches, unscheinbares Gemüse, nicht besonders beliebt, aber auch nicht unbeliebt – wer weiß, wer sie beim Klassentreffen der Gemüse vermissen würde? Weshalb geben wir unserem Nachwuchs als Allererstes nicht irgendein anderes Gemüse, zum Beispiel Gurken oder Erbsen, oder das, was wir in der Kantine selbst gern essen, zum Beispiel Hähnchengyros mit Krautsalat oder Currywurst mit Pommes?

Die Natur hat es praktischerweise so eingerichtet, dass ein neugeborenes Baby mit der *Muttermilch* alles an Nährstoffen erhält, was es braucht. Muttermilch ist eine phänomenale Nahrung für die ersten Lebensmonate, ein cleveres, reichhaltiges und alles in allem unübertreffliches Menü. Ab einem Alter von etwa einem halben Jahr jedoch braucht das Kind mehr, vor allem mehr Eisen, aber nach und nach auch mehr andere Nährstoffe, und es braucht schlicht mehr Kalorien. Der Speiseplan muss also mit Beikost erweitert werden.

Vorher ist zusätzliches Füttern mit Brei nicht nötig und würde übrigens auch gar nicht klappen, denn das Baby besitzt einen Reflex, der eine Fütterung unmöglich macht, den sogenannten *Extrusionsreflex*, den Zunge-Herausstreck-Reflex: Sobald ein einigermaßen festes Objekt die Zunge berührt, streckt das Kind sie aus dem Mund; so schiebt es alles, was man ihm in den Mund steckt, wieder heraus. Dass das Baby trotzdem nicht verhungert, liegt an dem gleichzeitig vorhandenen

Saug-Schluck-Reflex: Bei Berührung des Gaumens fängt das Baby erstens automatisch an zu saugen, zum Beispiel, wenn es an die Brust gelegt wird oder man ihm ein Fläschchen gibt, und wenn Milch in den Mund gelangt, wird diese zweitens durch den automatischen Schluckreflex in die Speiseröhre weitergeleitet.

Im Alter von vier bis fünf Monaten verschwinden der Zunge-Herausstreck-Reflex und der Saugreflex, der Schluckreflex hingegen bleibt ein Leben lang, auch wir Erwachsenen haben ihn noch, und das ist gut so, denn er sorgt dafür, dass wir beim Essen nicht ersticken: Er kümmert sich darum, dass wir in der Kantine unser Hähnchengyros mit Krautsalat vom Mund in den Magen befördern, und nicht in die Lunge.

Ab dem fünften Monat ist es erstens nötig, einem Baby mehr als Muttermilch zu essen zu geben, und zweitens ist es möglich, ihm etwas in den Mund zu stecken. Das sind allerbeste Voraussetzungen zum Füttern von Beikost. Ein Baby zeigt mit etwa einem halben Jahr oft auch Interesse an Essen (sowie Verweigerungsreaktionen, doch so ist das eben: kein Ying ohne Yang). Die Babyzunge ist inzwischen auch so beweglich geworden, dass sie weiche Nahrung im Mund von vorn nach hinten transportieren kann, das Baby schafft es jetzt also, nach einem halben Jahr auf der Welt, etwas anderes zu sich zu nehmen als Flüssigkeiten.

Manche Kinder sind auch schon vor dem Alter von sechs Monaten sensomotorisch so weit entwickelt, dass sie Beikost problemlos bewältigen können und wollen, andere brauchen ein bisschen länger. Weil es von Kind zu Kind verschieden sein kann, wird in Deutschland kein fester Zeitpunkt empfohlen, wann Eltern mit Beikost starten sollten, sondern lediglich ein Zeitfenster genannt: ab einem Alter von vier bis sechs Monaten.

Es geht endlich los mit festem Essen! Da das Baby allerdings kaum oder noch gar keine Zähne besitzt, muss etwas Weiches her. Eltern greifen nun selten zu pürierter Currywurst mit Pommes, sondern eher zu pürierter Karotte. Auch meiner Frau und mir wurde für die erste feste Mahlzeit unserer Tochter zu Karotte geraten, und wir sind der Empfehlung gefolgt. Hoch konzentriert, als kochten wir zum allerersten Mal oder hantierten mit instabilen und seltenen Elementen, haben wir Bio-Karotten im Dampfgarer gedünstet und anschließend püriert, haben uns an den Tisch gesetzt, die Kamera in Position gebracht, auf Aufnahme geschaltet – wir waren gespannt und aufgeregt und wollten den Moment unbedingt festhalten – und haben unserem Kind feierlich den ersten Löffel Karottenbrei in den Mund geschoben.

Die Reaktion war ernüchternd. Unser Video vom ersten Brei ist der langweiligste Film geworden, den wir jemals aufgenommen haben und wahrscheinlich jemals aufnehmen werden. Selbst die schönsten Bahnstrecken Norddeutschlands sind spannender. Der Löffel verschwindet im Mund des Kindes, und es passiert … nichts! Man könnte fast glauben, das Bild sei eingefroren oder das Baby nur ein Pappaufsteller. Also warum sollten wir dem Kind als Erstes unbedingt Karottenbrei geben? Besonders köstlich zu schmecken schien er ihm ja offenbar nicht.

Schon Oma wusste, dass man Babys zuerst Karotte gibt, aber das ist kein wirklich überzeugender Grund, denn Oma hat vielleicht auch Asbest für einen tollen Baustoff gehalten, bewusstseinserweiternde Drogen eingenommen oder Waffen für die RAF geschmuggelt. Es ist also nicht alles automatisch gut oder richtig, nur weil es das früher vielleicht mal war.

Doch man sollte mit Oma nicht ganz so hart ins Gericht gehen, denn bei vielen Dingen, die traditionell, überliefert und etabliert sind, gibt es einen guten Grund, dass sie sich so lange gehalten haben, und so ist es auch beim Karottenbrei. Die Erfahrung zeigt nämlich, dass Babys normalerweise gern Karottenbrei essen, und wer ein Baby ernähren will, dem ist nicht mit Kalbsfilet im Waldpilzmantel geholfen, sondern mit etwas, das das Baby auch mag. Dass es pürierte Karotte mag (auch wenn es das nicht immer so deutlich zeigt – wie zum Beispiel in unserem Fall), liegt wahrscheinlich daran, dass Karotte schön süß schmeckt, und das kennen und mögen Babys von der Muttermilch. Außerdem hat sich herausgestellt, dass selbst empfindliche Babys, die zu Allergien neigen, gekochte Karotte oft gut vertragen. Damit ist Karotte ein guter Einstieg in die Welt der festen Nahrung.

Wer neugierig ist und die Gelegenheit hat, sollte übrigens mal Muttermilch probieren, sie ist tatsächlich süß. Das Baby wird einen kleinen Schluck sicher verschmerzen können. Es spuckt sowieso einen Teil von dem, was es in sich reingesaugt hat, wieder aus. Und wenn Sie skeptisch sind und das befremdlich finden, sollten Sie vielleicht einmal über Folgendes nachdenken: Ist es nicht viel weniger seltsam, Menschenmilch zu trinken als Kuhmilch?

Im Alter von ungefähr sechs Monaten brauchen Kinder Eisen, Vitamin B_6, Vitamin B_{12}, Zink, Phosphor, Magnesium, Kalzium und Energie, bekommen das alles aber nicht mehr ausreichend über die Muttermilch.

Angesichts dieser Liste wundert es Sie vielleicht noch mehr, dass man bei Beikost ausgerechnet mit Karotte anfängt: Es mag ja sein, dass Babys sie gut vertragen und sie schön süß schmeckt, aber dass die Karotte besonders eisenhaltig ist, besonders viel Kalzium liefert oder besonders viel Kalorien enthält, ist Ihnen neu? Mir auch. Wenn das Kind Eisen braucht, sollte man ihm besser Leberwurst geben, viel Kalzium findet sich in Milchprodukten, und ordentlich Energie bekommt das Kind durch Getreide. In allen drei Kategorien – Eisen, Kalzium, Kalorien –

rangiert die Karotte eher auf den hinteren Plätzen. Es ist also völlig berechtigt, dass Sie sich wundern. Doch dass wir unseren Babys zuerst Karotte geben, wenn wir sie an feste Nahrung heranführen, bedeutet natürlich nicht, dass Karotte das Nonplusultra für alles ist und bis zur Pubertät eine ausreichende Versorgung bietet. Sobald sich das Kind an die ersten Löffel Karotte gewöhnt hat (mehr als ein paar Löffel isst es am Anfang sowieso nicht), müssen wir den Speiseplan deshalb abermals anpassen, auch das wird Oma wissen (neben der ein oder anderen pikanten Geschichte aus den 1970er-Jahren): Um das Kind ausreichend mit Eisen, Vitaminen, Zink, Phosphor, Magnesium, Kalzium und Energie zu versorgen, mischt man nach ein paar Tagen zum Beispiel Kartoffel in den Karottenbrei, dann Rapsöl, dann Fleisch. Ein solcher Fleischbrei klingt für uns ein bisschen eklig, liefert dem Baby aber zum Beispiel Eisen, Zink, Vitamin B$_{12}$ und Selen. Anschließend kann man dem Baby einen Milch-Getreide-Brei vorsetzen, der Kalzium und andere Mineralstoffe enthält. Und schließlich kann man ihm mit einem Getreide-Obst-Brei ein paar Vitamine unterjubeln. Der schmeckt sogar Teenagern – und hier in erster Linie den weiblichen –, die sich ja gemeinhin wahnsinnig erwachsen fühlen, sich aber dann doch hier und da gern mal ein Gläschen Babybrei gönnen.

Ich möchte die Teenager an dieser Stelle etwas in Schutz nehmen. Es ist zwar albern, sich anzuziehen wie ein Popstar, dann aber mit Minirock und Stiefeln auf dem Spielplatz zu sitzen und sich einen Babybrei reinzulöffeln, aber die Teenager stehen mit dieser Angewohnheit nicht allein da. Vor ein paar Jahren berichtete die Wochenzeitung *Die Zeit*, dass jedes vierte Gläschen Babybrei, das in Deutschland gekauft wird, angeblich von Erwachsenen verzehrt wird und vor allem die Generation 50+ immer häufiger zugreift. Beim Hersteller Hipp heißt es erfreut: »Trotz sinkender Geburtenraten können wir in den Produktgruppen, die sich an Erwachsene richten, wie etwa Früchtegläschen, Umsatzzuwächse verzeichnen.« Und auch andere Babyprodukte kommen bei Nicht-Babys gut an: »Fast 60 Prozent der Babypflege wird in Haushalten ohne Kinder verwendet.« Dafür gibt es einen spannenden Erklärungsversuch. Man beobachtet, dass junge Menschen heute später erwachsen und selbstständig werden – Mittzwanziger wohnen oft noch bei den Eltern, starten später ins Berufsleben, haben noch keine Kinder. Deshalb haben sie mehr Geld als frühere Generationen in dem Alter, schlicht weil sie nicht für Miete, Hypotheken oder Nachwuchs aufkommen müssen. Das hat die Marketingindustrie erkannt und versucht nun, den jungen Menschen Konsumgüter schmackhaft zu machen, die sie eigentlich gar nicht brauchen, und das klappt ganz gut, indem sie in ihnen den Geschmack und die Gewohnheiten von Kindern wiedererweckt. In dem besagten Artikel heißt es: »In der heutigen Leistungsgesellschaft erwachsen zu sein bedeutet für viele mehr Druck als Chance. Da gefällt das Versprechen, dass es für eine glückliche Kindheit nie zu spät ist.« Darauf ein Feuchttuch!

Nach einiger Zeit bekommen die Babys also Gemüse, Fleisch, Getreide, Milch und Obst – alles in Breiform, versteht sich –, sind rundum versorgt und können schließlich auf die Milchmahlzeit bei Mama verzichten. Und das alles hat angefangen mit dem ersten Löffel Karotte. Es ist praktisch die Einstiegsdroge, mit der man die Babys auf den Geschmack an festem Essen bringt.

In anderen Teilen der Welt sieht das übrigens anders aus – andere Länder, andere Karotten:

- In Frankreich bekommen die Kleinen auch Bohnen oder Erbsen. (Und ich würde mich nicht wundern, wenn zum Mittagessen auch ein Schluck Rotwein gereicht wird.)

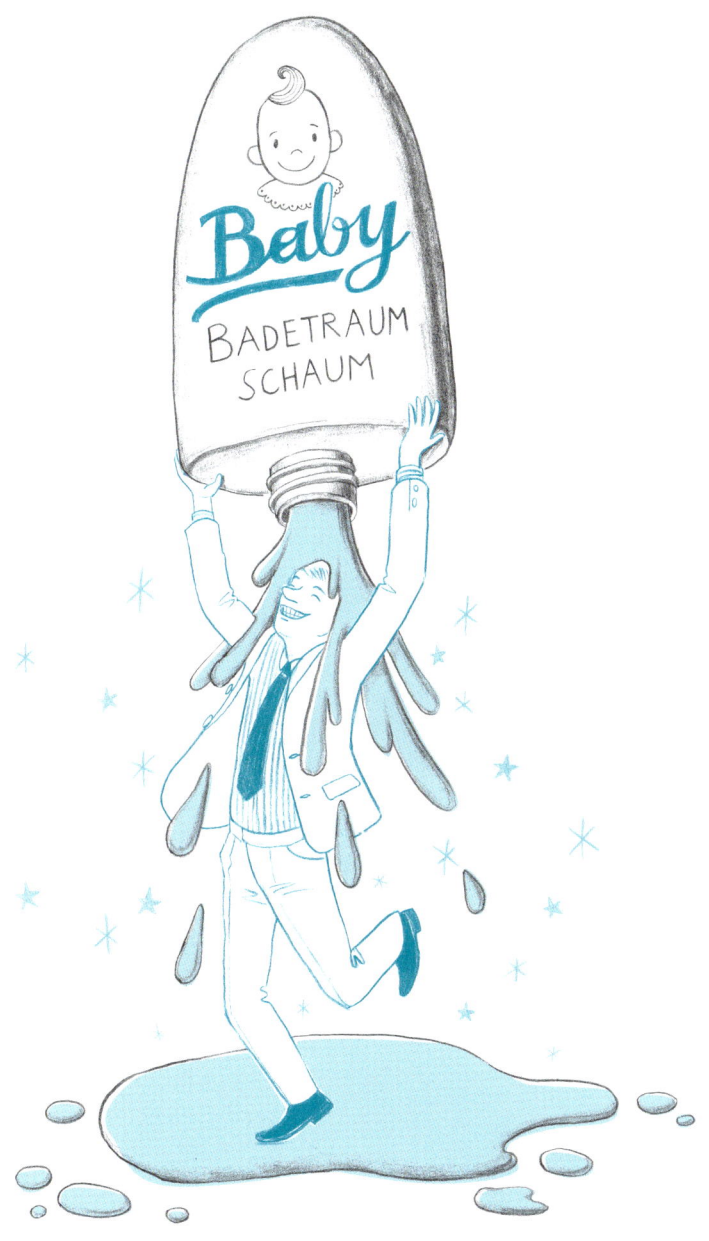

- In China steht vor allem Reis auf dem Speiseplan. In einer Studie mit 1.350 Kindern zeigte sich, dass fast 90 Prozent der Kinder Reis und 50 Prozent keinerlei Obst oder Gemüse bekommen. Die Autoren der Studie raten Eltern in China deshalb dringend, ihren Kindern erstens mehr Obst und Gemüse anzubieten und zweitens auch fertige Kindernahrung zu geben, um einem Eisenmangel vorzubeugen.
- In westafrikanischen Ländern bekommen Babys meist Getreide zu essen, zum Beispiel Mais und Hirse. Fleisch, Eier oder Fisch gibt es selten, vor allem nicht in Familien mit geringem Einkommen, weil die Eltern sich eine solche Ernährung nicht leisten können, sie sich nicht auskennen oder sie gar für verboten halten. Weil Kinder durch die erste feste Nahrung nur wenig Nährstoffe erhalten und darüber hinaus in einer unhygienischen Umgebung leben, sind sie oft anfällig für Mangelernährung, Wachstumshemmung und Infektionen. Für viele von ihnen bedeutet das den Tod.
- In Nigeria gibt es für Kinder, die sich an den ersten Getreidebrei gewöhnt haben, ein paar der Hauptnahrungsmittel, die auch der Rest der Familie isst, zum Beispiel *Yamswurzel* (erinnert in Aussehen und Geschmack an Süßkartoffel) und *Gari* (fermentierte Grütze der Maniok-Knolle), als Püree, verdünnt oder vorgekaut.
- In Ghana bekommen Säuglinge bis zu einem Alter von sechs Monaten ein traditionelles fermentiertes Mais-Porridge namens *Koko*, bevor sie nach und nach das gewöhnliche Essen der Großen erhalten. Der Mais an sich hat wenig Nährstoffe, die durch das Auflösen im Wasser noch einmal verdünnt werden, es ist also eine sehr nährstoffarme Speise, die außerdem auch noch die Aufnahme von Eisen und Zink behindert.
- Das gleiche Problem haben die traditionellen Babybreis auf den Philippinen. Philippinische Kinder nehmen deshalb nicht so viel Kalorien, Kalzium, Zink und Vitamine zu sich, wie die *Weltgesundheitsorganisation WHO* bei Kindern für nötig hält.

- Auch in Südafrika steht Mais-Porridge auf dem Speiseplan, viele Eltern greifen hier aber auch zu industrieller Babynahrung. Säuglinge, die jünger als sechs Monate sind, bekommen zusätzlich zur Muttermilch Wasser und Tee.
- In Indien wird als erste feste Babynahrung ein Brei zubereitet – etwa aus Grieß, Weizen, *Atta* (ein indisches Vollkorn-Weizenmehl, nicht das Scheuerpulver) oder Hirse, jeweils mit Wasser oder Milch, mit *Jaggery* (Rohrzucker), *Ghee* (Butterfett, mit dem in Indien auch Öllampen betrieben werden) oder Öl. Danach bekommen Kinder zerdrückte Banane, Papaya, Mango oder *Chikoo* (Früchte vom Breiapfelbaum).
- Tansanische Eltern bereiten traditionell Brei zu, zum Beispiel aus Mais, Hirse, *Sorghumhirse* (wird auch als Viehfutter angebaut und war 2016 das Getreide mit der fünftgrößten Anbaufläche weltweit), Reis, Maniok, Kartoffeln, Yamswurzel oder Kochbananen, es werden auch Erdnussmehl, Bohnen oder Sardinen verwendet.
- Im asiatisch-pazifischen Raum werden Babys zu Beginn der Beikost oft nur mit Reis gefüttert. Auch hier erhalten sie nicht ausreichend Nährstoffe.
- In Japan beginnt die Beikost nach 100 Tagen mit einer Zeremonie und einem ersten Schluck Fruchtsaft oder Gemüsesuppe. Es ist eine Tradition, die gern beibehalten wird, auch wenn Japaner wissen, dass ein Baby in den ersten sechs Monaten außer Muttermilch nichts weiter benötigt.

In Deutschland steht hingegen Karotte nach wie vor ganz oben im Ranking für das erste Babyessen, wesentlich höher als zum Beispiel Hammelbraten. Babys sieht man es manchmal sogar an, wenn sie auf den Geschmack gekommen sind, denn oft bekommen sie nach ein paar Tagen Karottenbrei eine gelb-orange Haut. Der kleine Körper stellt nämlich fest, dass er plötzlich reichlich *Beta-Carotin* bekommt, einen Naturfarbstoff, aus dem er *Vitamin A* herstellen kann (weshalb man Beta-Carotin auch manchmal *Provitamin A* nennt), und für schlechte Zeiten lagert er sich das Zeug vorsichtshalber ein.

Beta-Carotin wird übrigens vielen Lebensmitteln zugesetzt, damit sie für uns schön aussehen, zum Beispiel Margarine und Limonaden, die ohne den Farbstoff eher weißlich wären. Den höchsten natürlichen Gehalt an Beta-Carotin hat von allen Lebensmitteln erstaunlicherweise Grünkohl – Wunder der Natur!

Ich vermute, dass sich unter den Leserinnen und Lesern dieses Kapitels einige moderne Eltern befinden, die schon die ganze Zeit die Nase rümpfen, weil sie es für altmodisch oder sogar falsch halten, ein Kind mit Brei zu füttern, und sich fragen, ob ich denn noch nie etwas von *Baby-led Weaning* gehört habe. Doch, das habe ich natürlich, als Vater kommt man um das Thema im Kreise junger Eltern gar nicht herum.

Baby-led Weaning kann man mit »babygesteuertes Abstillen« übersetzen. Die Idee dahinter ist, dass man dem Baby klein geschnittenes Brot, Gemüse und Obst anbietet und es sich dann selbst aussucht, was es davon probieren möchte. Die Idee klingt interessant. Wenn das Baby aufrecht am Tisch sitzen kann und motorisch schon so weit entwickelt ist, dass es greifen und sich Dinge in den Mund stecken kann, dann kann es sich nehmen, was es möchte und so viel es möchte. (Wenn es noch nicht aufrecht sitzen und gezielt greifen kann, ist die Idee nicht interessant, sondern bescheuert.) Es erfährt Lebensmittel dann mit allen Sinnen, kann sie spielerisch entdecken, trainiert die Auge-Hand- und Hand-Mund-Motorik und ist in die Familie und das gemeinsame Essen ganz anders integriert, als wenn es nur in seiner Babyschale danebenliegt. Außerdem stellt man sich vor, dass Babys beim Baby-led Weaning nicht überfüttert werden, sondern nur das essen, was sie wirklich brauchen und sich deshalb selbst nehmen.

Das klingt erst einmal alles gut. Ernährungswissenschaftler und Kinderärzte haben jedoch Vorbehalte: Sie befürchten, dass Kinder in der Abstillphase durch Baby-led Weaning nicht ausreichend versorgt werden. Eine Beikost ohne Brei ist wissenschaftlich nicht vorstellbar, heißt es von Experten. Denn während wir inzwischen sehr genau wissen, welche Nährstoffe ein Kind in der letzten Milchphase braucht, ist wissenschaftlich noch nicht belegt, dass es diese Nährstoffe auch durch Fingerfood bekommt. Es gibt zwar Studien über Baby-led Weaning, aber Experten kritisieren in der *Monatsschrift Kinderheilkunde*, einer Zeitschrift der *Deutschen Gesellschaft für Kinder- und Jugendmedizin e.V.*, dass es sich zum einen meist nur um Beobachtungsstudien mit sehr wenigen Teilnehmern handelt und dass man die Ergebnisse zum anderen schwer interpretieren kann, weil die Studien kaum vergleichbar sind, da es keine verbindliche Definition gab, was genau Baby-led Weaning sein soll. Ob sich Kinder außerdem dadurch gesünder ernähren, dass sie ihre Beikost selbst steuern, wurde ebenfalls noch nicht nachgewiesen. Ernährungswissenschaftler befürchten, dass Eltern beim Baby-led Weaning schlecht kontrollieren können, ob das Kind zum Beispiel ausreichend Eisen und Vitamin B_{12} erhält.

Darüber sind sich aber viele Eltern im Klaren und bieten ihren Kindern deshalb einfach beides an: Fingerfood und Brei. Das schließt sich ja nicht aus. In Deutschland wird allerdings offiziell empfohlen, dass Beikost mit Brei anfängt (Beikost also Breikost ist) und Kinder erst ab dem 10. Lebensmonat anfangen (beziehungsweise angefangen werden), auf Familienkost umzusteigen.

Fragen Sie sich eigentlich, weshalb ich im ganzen Kapitel von *Karotte* spreche, und nicht von Möhre? Das finde ich auch komisch, denn ich habe zu dem länglichen orangen Gemüse mit den grünen Blättern, um das es hier geht, bisher immer Möhre gesagt, beim Schreiben dieses Kapitels aber gelernt, dass es genau genommen eine Karotte ist. Die *Möhre* ist eine ganze Pflanzenart, die Karotte eine ihrer vielen Unterarten.

Ich habe übrigens auch gelernt, dass bei Neugeborenen der Kehlkopf noch viel höher im Rachen steht als bei älteren Kindern und Erwachsenen. Dadurch können sie gleichzeitig durch den Mund trinken und durch die Nase atmen. Ist das nicht krass? Nachteil ist, dass sie es mit diesem hochstehenden Kehlkopf nicht schaffen, Laute zu produzieren, die man zum Sprechen braucht. Aber da Neugeborene vermutlich wenig zu erzählen haben, macht das nichts. Nach einigen Monaten senkt sich der Kehlkopf, es ist vorbei mit dem gleichzeitigen Trinken und Atmen, aber dafür ist der Rachen frei für komplexe Laute – und fürs Schnarchen.

Alles hängt mit allem zusammen

Warum bekommen Babys beim Zahnen einen roten Po?

Wenn ein Baby den ersten winzigen Milchzahn bekommt, klingt das niedlich, es ist jedoch ein äußerst brutaler Vorgang. Das Zahnfleisch wird dick und rot, und nach und nach schiebt sich der Zahn hindurch. Tagelang ist er unter der Oberfläche zu erkennen, ein weißlicher Fleck, der unaufhaltsam ins Freie drückt, bis das gereizte, geschwollene Zahnfleisch schließlich aufplatzt und er sich durch die Wunde nach außen schiebt. *Zahnen* ist ein brachialer Akt. Babys weinen dabei, sie schreien, sie sabbern, sie stecken sich ihre kleinen Hände in den Mund und betasten das wunde Zahnfleisch. Das kann man wirklich gut verstehen. Was man hingegen nicht verstehen kann, ist, warum die Babys beim Zahnen auch noch einen roten Po bekommen.

Es klingt skurril, aber wir haben es bei unserer Tochter selbst erlebt: Als sie ihre ersten Zähne bekam, hatte sie einen wunden Hintern. Das kam uns seltsam vor, und wir fragten uns, was sich alle jungen Eltern andauernd fragen (es sind vermutlich die häufigsten Fragen, die sich junge Eltern stellen): Ist das normal? Muss das so sein? Oder läuft da irgendwas falsch? Wir hörten uns im Bekanntenkreis um und stellten erleichtert fest, dass andere Eltern Ähnliches beobachtet hatten: Auch ihre Kinder bekamen beim Zahnen einen roten, wunden Po. Es war also offenbar keine skurrile Besonderheit, die nur bei unserem Kind auftrat, sondern ein weitverbreitetes Phänomen.

Doch wie entsteht es? Ist es nicht höchst eigenartig? Ein Zahn kommt schließlich oben raus, im Mund, und nicht unten. Weshalb also wird unten der Po wund, wenn oben ein Zahn wächst? Wie kommt es zu diesem seltsamen Zusammenhang?

Eine Antwort darauf konnten uns die Eltern, die wir befragten, nicht geben. (Unter Eltern ist die Farbe des Hinterns übrigens ein ganz normales Gesprächsthema, zumindest wenn es sich um den ihres Kindes handelt.) Dafür schilderten sie uns weitere komische Symptome, die sie während des Zahnens beobachtet hatten: Beißen, Sabbern, Unruhe, Schlafstörungen, Appetitlosigkeit, Hautreizungen, Ausschlag, ja sogar Erbrechen, Durchfall, Infektionen und Fieber. All das, so hieß es, sind typische Begleiterscheinungen beim Zahnen. (Bei Schulkindern hingegen scheinen Unruhe, Schlafstörungen, Appetitlosigkeit und durchaus auch Erbrechen, Durchfall und Fieber typische Begleiterscheinungen einer anstehenden Mathe-Arbeit zu sein. Hat das eigentlich schon mal jemand wissenschaftlich untersucht?)

Zahnen ist, wenn man mal kurz außer Acht lässt, wie brutal es ist, ein überaus faszinierender Vorgang: Nach und nach wachsen Zähne tief aus dem Kiefer heraus, bahnen sich ihren Weg durchs Zahnfleisch und stoßen irgendwann hindurch an die frische Luft. (Das müssen übrigens nicht nur wir Menschen durchmachen, sondern auch viele Säugetiere, es zahnen zum Beispiel auch Bären, Füchse, Katzen, Fledermäuse, Hunde, Wale, Kaninchen und Igel.) Es unterscheidet sich von Kind zu Kind, wann das Ganze losgeht, wie lange es dauert und in welcher Reihenfolge die Zähne kommen, aber es gibt einen groben Fahrplan: Die ersten Zähne lassen sich etwa im 6. Lebensmonat blicken, die letzten kommen im 30. Lebensmonat heraus, es kann also gut und gerne zwei Jahre dauern, bis aus einem zahnlosen Kiefer ein lachender Mund voller Milchzähne geworden ist. Zuerst kommen in der Regel die Schneidezähne heraus, vier oben und vier unten.

In seltenen Fällen kommt es vor, dass ein Baby schon einen Zahn mitbringt, wenn es auf die Welt kommt. Man spricht dann – nicht ganz so nett, wie man sonst zu Babys ist – von einem *Hexenzahn*. Wer ein Baby mit Hexenzahn hat und sich schämt oder grämt, findet vielleicht Trost darin, dass es im Internet Listen mit dem Titel »Prominente mit Hexenzahn« gibt, denen man entnehmen kann, dass sogar Sissi einen gehabt haben soll. Na ja, vielleicht trösten die Listen dann doch wieder nicht so sehr, weil dort auch »Napoleon« und »Iwan, der Schreckliche« aufgezählt sind.

Nach den Schneidezähnen stoßen meist die vorderen Backenzähne, dann die Eckzähne und am Schluss die hinteren Backenzähne durch. Ein Kind bekommt also, wenn man mal schnell durchzählt, erst einmal 20 Zähne.

Fachleute nennen einen Backenzahn im Milchgebiss *Milchmolar*, was ein bisschen wie ein ehrenwerter, aber inzwischen ausgestorbener Beruf klingt. Und ein Eckzahn heißt auf Englisch *canine tooth*, also Hundezahn. Es gibt übrigens faszinierende Röntgenbilder von Schulkindern, an denen man das sogenannte *Wechselgebiss* sehen kann: Im Kiefer stecken zum Teil noch die Milchzähne, aber es drängen bereits die bleibenden Zähne nach; dadurch sind unnatürlich viele Zähne zu sehen. Es ist beeindruckend, aber auch ein bisschen gruselig.

Zahnen ist ein aufregender Prozess, und weil er ziemlich martialisch ist, liegt es durchaus nah anzunehmen, dass er dem Kind zu schaffen macht. Menschen glauben das schon seit über 5000 Jahren. Bereits Hippokrates, Homer und Aristoteles waren der Ansicht, dass Zahnen Kinder krank macht, und im Laufe der Zeit wurde dem Vorgang eine beeindruckende Bandbreite an Begleiterscheinungen zugeschrieben, angefangen von eher harmlosen Beschwerden wie Blinzeln und Lichtempfindlichkeit, über handfeste Erkrankungen wie Erbrechen, Erkältung und Mandelentzündung bis hin zu Kloppern wie Lähmung, Cholera, Wahnsinn oder Ausfluss aus dem Penis. Im 16. bis 19. Jahrhundert glaubten Ärzte sogar, dass Kinder am Zahnen sterben können, und sie machten die Zähne für einen nennenswerten Anteil von Todesfällen bei Kindern verantwortlich.

So absurd, wie wir das alles heute finden, ist es übrigens gar nicht, denn zum einen waren früher viele Krankheiten nicht gut erforscht oder nicht einmal bekannt, sodass Ärzte Symptome mangels besseren Wissens eben falsch gedeutet und falsch zugeordnet haben, zum anderen liegt der Kiefer nah am Gehirn, da ist es gar nicht so weit hergeholt, sich vorzustellen, dass herausbrechende Zähne möglicherweise dramatische neurologische Folgen haben; tatsächlich können Zähne ja auch Kopfschmerzen verursachen.

Wenn man bedenkt, dass Menschen früher geglaubt haben, dass Zahnen diese erstaunliche Palette an Symptomen verursacht – von Blinzeln bis Tod –, dann ist es auch nicht abwegiger zu glauben, dass Zahnen einen roten Po macht. Mit etwas Fantasie kann man sich durchaus zusammenreimen, was da vorgehen könnte: Babys, die Zähne kriegen, sabbern viel, entsprechend schlucken sie auch viel Speichel herunter, der muss irgendwo hin, kommt also unten wieder raus, und die feuchte Ausscheidung macht den Hintern wund. Das klingt einigermaßen einleuchtend.

Aber Fieber, Schlafstörungen, Ausschlag, Erbrechen? Wenn ein Zahn durchs Zahnfleisch stößt, ist es für ein Kind vielleicht unangenehm, aber weshalb sollte es so viele verschiedene und heftige Symptome quer durch den ganzen Körper mit sich bringen? Ist Zahnen wirklich ein so krasser Ausnahmezustand, der den ganzen Babykörper in Mitleidenschaft zieht?

Tatsächlich scheinen sich Eltern diesbezüglich ganz sicher zu sein, und zwar nicht nur in unserem Bekanntenkreis: Offen-

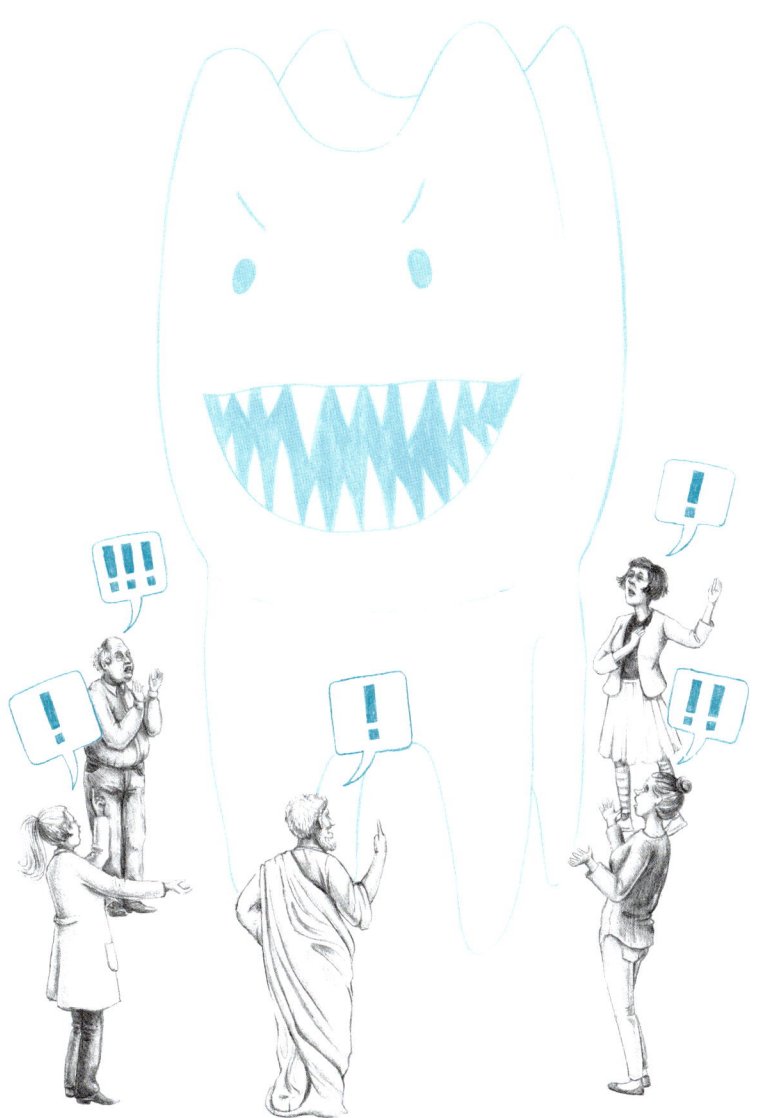

bar berichten Eltern rund um die Welt so besorgt und felsenfest überzeugt von den unangenehmen Begleiterscheinungen beim Zahnen, dass Wissenschaftler das Phänomen untersucht haben, genau genommen beide Phänomene: Erstens, was beim Zahnen wirklich passiert, und zweitens, was Eltern glauben, was beim Zahnen passiert.

So haben brasilianische Forscher im Jahr 2013 im *Journal of Dentistry for Children* ermittelt, welche Symptome Mütter bei ihren Kindern während des Zahnens beobachten. Sie haben dazu eine Gruppe Mütter befragt, deren Kinder gerade die ersten Schneidezähne bekommen haben. Eine Woche nachdem die Zähne durchgebrochen waren, haben die Wissenschaftler noch einmal nachgefragt. Dieses Mal wollten sie wissen, an welche Symptome die Mütter sich im Nachhinein erinnern.

Dieses Vorgehen ist interessant, weil die Wissenschaftler durch die erste Fragerunde einen Live-Bericht aus der heißen Phase des Zahnens bekommen haben, durch die zweite Fragerunde aber auch einen Rückblick, der vielleicht etwas nüchterner ausfällt, weil die Aufregung inzwischen vorbei war und die Mütter sich womöglich nur noch an die eindrücklichsten Symptome erinnert haben. Die beiden Listen – zum einen die Beobachtungen während des Zahnens, zum anderen die Erinnerungen eine Woche später – haben sie miteinander verglichen. Dabei kam heraus: Sowohl beim Zahnen als auch nachher nannten die Mütter als Symptome bei den Kindern etwa gleich häufig Schlafstörungen, Durchfall, Appetitlosigkeit und Reizbarkeit. Aber es gab auch Unterschiede: Während des Zahnens berichteten die Mütter häufiger von Speichelfluss, Sabbern und einer laufenden Nase; später hingegen gaben sie fünfmal häufiger an, bei ihrem Kind Fieber festgestellt zu haben, als während des Zahnens selbst.

Das ist schon komisch: Wie können während des Zahnens nur wenige Mütter Fieber bemerken, sich nach einer Woche aber plötzlich viele daran erinnern? Das klingt höchst verdächtig. Doch Wissenschaftsprofis bleiben hier gelassen, denn so eine Unstimmigkeit begegnet ihnen bei Untersuchungen immer mal wieder und kann viele einfache Gründe haben.

Es könnte zum Beispiel sein, dass die Mütter im Nachhinein dem Sabbern keine so große Bedeutung mehr zugemessen oder es sogar vergessen haben; es könnte auch sein, dass sie sich erst mit ein paar Tagen Abstand sicher waren, dass das Kind wirklich Fieber hatte. Die Unstimmigkeit könnte aber auch darauf hindeuten, dass die Wissenschaftler einen Fehler bei der Datenauswertung gemacht haben, oder es könnte sein, dass die Mütter zwar so geantwortet haben, es aber gar nicht den Tatsachen entspricht. Man muss hier im Hinterkopf behalten, dass es sich in diesem Fall um eine Befragung handelt, das heißt um eine selbst erstellte Diagnose. Mütter haben über ihre eigenen Kinder berichtet, nicht unabhängige Beobachter, und auch wenn Mütter oft Expertinnen für ihr Kind sind – schließlich kennen sie es am besten –, sind sie meist keine Wissenschaftlerinnen, und selbst wenn doch, können sie ihr eigenes Kind wahrscheinlich nicht unvoreingenommen und sachlich beurteilen. Generell sollte man bei *Fragebogenstudien* immer in Betracht ziehen, dass die Antworten womöglich nicht stimmen – ob unabsichtlich (die Befragten erinnern sich falsch oder schätzen etwas falsch ein) oder absichtlich (die Befragten flunkern, das ist übrigens ein Klassiker, wenn in einem Fragebogen nach Gewicht oder Alkoholkonsum gefragt wird).

Seit vielen Jahrzehnten und in vielen verschiedenen Ländern untersuchen Forscher sowohl, was Eltern übers Zahnen wissen, als auch, welche Begleiterscheinungen sie konkret bei ihren zahnenden Kindern beobachten, und all diese Untersuchungen zeigen: Eltern nennen als typische Symptome beim Zahnen Fieber, Durchfall, Schlafstörungen und vieles mehr. Es scheint also an den seltsamen Symptomen, von denen uns die Eltern im Bekanntenkreis erzählten, tatsächlich etwas dran zu sein.

Ich ahne, was Sie einwenden wollen: Man darf nicht alles glauben, was junge Eltern so erzählen, wenn der Tag lang ist, schließlich befinden sie sich in einer Ausnahmesituation. Ihr ganzes Leben wurde durch die Geburt eines Kindes auf den Kopf gestellt, alles ist neu, alles ist aufregend, sie sind von Gefühlen überwältigt, dazu sind sie völlig übernächtigt, und die ersten Zähne des Babys sind ein dramatisches, beängstigendes und für alle Beteiligten strapaziöses Erlebnis. Da ist es fraglich, ob die Eltern überhaupt in der Lage sind, genau und objektiv zu beobachten, was sich beim Kind tut. Vielleicht sollte man lieber mal Profis fragen, die etwas weniger Aktien in der ganzen Angelegenheit haben?

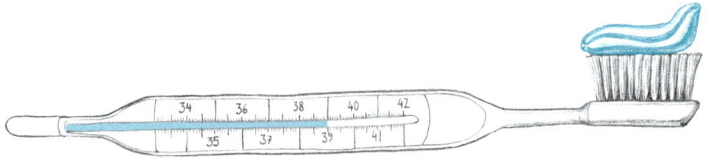

Das haben sich Wissenschaftler auch schon gedacht und deshalb angeschaut, was unabhängige Experten zum Thema zu sagen haben: Ärztinnen und Ärzte sowie Pflegerinnen und Pfleger, für die ein Neugeborenes kein besonders einschneidendes Erlebnis, sondern Alltag ist, die nachts wahrscheinlich besser schlafen und die mit einem schreienden, fiebernden und spuckenden Kind viel unbefangener umgehen können, weil es nicht ihr eigenes ist.

Doch auch die Profis, gefragt nach üblichen Begleiterscheinungen beim Zahnen, nennen die gleichen Symptome wie die Eltern. Das zeigt zum Beispiel eine israelische Umfrage aus dem Jahr 2005 unter Kinderärzten, Pflegern und Eltern. Eine Befragung von Kinderärzten in Florida ergab 1990 sogar Hinweise darauf, dass inzwischen mehr Kinderärzte einen Zusammenhang zwischen Zahnen und Durchfall sehen als noch in den 1970er-Jahren. Und australische Wissenschaftler wollten es etwas genauer wissen, wer welcher Meinung ist, und haben sich im Jahr 2002 Daten von 73 Apothekern, 114 Hausärzten, 88 Kinderärzten, 91 Zahnärzten und 98 Pflegekräften angeschaut. Die Auswertung zeigt, dass alle diese Berufsgruppen dem Zahnen zumindest in Teilen Symptome zuschreiben.

Spannend dabei ist, dass sie es unterschiedlich stark tun: Während rund ein Drittel der Kinderärzte und Zahnärzte angibt, dass nur wenige Kinder beim Zahnen Symptome zeigen, nennt mehr als die Hälfte der Pflegekräfte und Apotheker Symptome bei allen Kindern. In einem aber sind sich alle einig: Alle Profis glauben, dass das Zahnen Eltern mindestens genauso viel Leid bereitet wie den Kindern – wenn nicht sogar mehr.

Was bedeutet das? Dass die Frage, was beim Zahnen passiert, keine ist, die man durch einfache Befragungen beantworten kann. Denn offensichtlich existieren in den Köpfen von Eltern, Ärzten, Krankenschwestern und Apothekern viele verschiedene Vorstellungen, und das ist zu ungenau. Die einzige Möglichkeit, Sicherheit darüber zu gewinnen, was wirklich stimmt, ist, der Frage, ob Zahnen wirklich Fieber, Durchfall und so weiter mit sich bringt, konkret und möglichst präzise mit einer Untersuchung auf den Grund zu gehen.

Einige Wissenschaftler haben das gemacht. Australische Forscher zum Beispiel haben in Krankenhäusern 90 Zahndurchbrüche bei 21 Kindern dokumentiert: Sie haben bei den Kindern die Temperatur gemessen, im Mund nach dem Auftauchen von Zähnen geschaut und Eltern und Krankenhauspersonal täglich befragt, ob sie bei den Kindern bestimmte Symptome beobachtet haben – sie haben nach der Stimmung gefragt, dem Wohlbefinden, nach Sabbern, Schlaf, Durchfall, Geruch der Windeln, roten Wangen und Hautreizungen. Da Kinder gerne einfach mal so irgendwelche Symptome haben, es aber darum ging herauszufinden, welche vom Zahnen herrühren, haben die

Wissenschaftler außerdem festgelegt, was »Zahnen« genau bedeuten soll: Als »Durchbruch« haben sie den Tag bezeichnet, an dem die Spitze eines Zahns zum ersten Mal durch das Zahnfleisch bricht und zu sehen oder zu fühlen ist; als »Zahnungstage« haben sie die fünf Tage vorher eingestuft; von »Nicht-Zahnungstagen« haben sie gesprochen, wenn es mehr als 28 Tage keinen »Durchbruch« gab. Mit dieser präzisen Einteilung und der täglichen Untersuchung des Zahnfleischs zum einen sowie der detaillierten Erhebung der beobachteten Symptome zum anderen konnten sie nun genau feststellen, ob es wirklich einen Zusammenhang zwischen bestimmten Symptomen und Zahnen gibt. Und sie haben herausgefunden: Gibt es nicht. In der Studie zeigte sich kein Zusammenhang zwischen dem Durchbrechen eines Zahns und Fieber, Stimmungen, Erkrankungen, Schlafstörungen, Sabbern, Durchfall, auffällig riechendem Urin oder roter Haut.

Eine andere große Studie aus Ohio, die 475 Zahndurchbrüche bei 125 Kindern begleitet hat, kommt zu einem ganz ähnlichen Ergebnis: Die Ärzte sehen keinen Zusammenhang zwischen dem Durchbrechen eines Zahns und Verstopfung, Schlafstörungen, Durchfall, Appetitlosigkeit, Husten, Erbrechen, roter Haut (außer im Gesicht) und Fieber, und bei mehr als 35 Prozent der Kinder haben sie überhaupt keine Symptome beobachtet.

Und jetzt wird's echt witzig: Am Ende der Untersuchung haben die australischen Wissenschaftler die Eltern der untersuchten Kinder noch einmal gefragt, was sie rückblickend über Zahnen und Begleiterscheinungen berichten können, und ausnahmslos alle haben angegeben, dass ihr Kind eine ganze Reihe von Symptomen gezeigt hat. Dabei hatte die Untersuchung ja keine Anhaltspunkte dafür geben. Wie kann das sein?

Die australischen Wissenschaftler vermuten, dass die ersten Zähne schlicht zu einem besonders ungünstigen Zeitpunkt kommen. Denn ab einem Alter von sechs Monaten werden

Kinder häufiger krank und bekommen, nach ihrem vergleichsweise beschwerdefreien ersten halben Jahr auf der Welt, vermehrt Husten, Mittelohrentzündungen, Durchfall und andere Infektionen. Außerdem sabbern sie in diesem Alter stärker und schlafen schlechter. Und just in dieser Zeit bekommen sie auch ihre ersten Zähne. Die Wissenschaftler glauben, dass Eltern die Schuld für die vielen Krankheiten und veränderten Verhaltensweisen, die sie plötzlich an ihrem Kind beobachten, deshalb den Zähnen in die Schuhe schieben. Während die wahren Gründe für die Symptome im Verborgenen bleiben, müssen die armen Zähne als Sündenböcke herhalten: Sie brechen rabiat durch das Zahnfleisch und geben für Eltern so einen naheliegenden, handfesten, allgemein anerkannten Grund für alles ab.

Allerdings ist der falsch. Ärzte warnen Eltern deshalb davor, zu sorglos zu sein und Krankheitsanzeichen leichtfertig auf die Zähne zu schieben. Wenn sie alle Symptome, die ihr Kind zeigt, unbeschwert dem Zahnen zuschreiben und dem Kind womöglich noch üppig Schmerzmittel verabreichen, übersehen sie vielleicht Anzeichen für ernsthafte Erkrankungen. Denn die Wissenschaft zeigt eindeutig: Die meisten Krankheitsanzeichen, die ein Kind beim Zahnen zeigt, haben nichts mit den Zähnen zu tun.

Verschiedene Studien belegen, dass Eltern sehr gern Schmerzmittel verabreichen. Eine Befragung von 1500 Eltern in Jordanien etwa hat gezeigt, dass rund 75 Prozent der Eltern ihrem Kind beim Zahnen Schmerzmittel wie *Paracetamol* geben und rund 65 Prozent das Zahnfleisch mit Betäubungsmitteln wie *Lidocain* einschmieren (was Sie vielleicht schon mal in einer Arztserie gehört haben, wenn eine Wunde genäht oder ein Patient intubiert wird).

Sind Sie auch ein junger Vater oder eine junge Mutter und jetzt empört? Wollen Sie auch nicht glauben, was die Wissenschaftler da behaupten: dass es keine Symptome bei zahnenden Kindern gibt – obwohl Sie doch ganz klar eine ganze Palette erkannt haben? (Und Sie wissen doch wohl am besten, was Sie gesehen haben!) Wie kann die Wissenschaft Sie nun überzeugen? (Dass Sie sich irren!) Wahrscheinlich nicht mit ein paar lumpigen medizinischen Studien, wie ich es hier versucht habe, schließlich kann man bei jeder Studie irgendetwas finden, was Anlass zum Zweifeln gibt. (Bei der oben erwähnten Untersuchung aus Australien kann man zum Beispiel fragen: Sind die Angaben der Eltern wirklich verlässlich? Sind 21 Kinder genug, um daraus Schlüsse zu ziehen? Ist die Entscheidung, die fünf Tage vor einem Zahndurchbruch als Zahnungstage zu sehen, sinnvoll, oder sollten es lieber drei oder neun oder ganz was anderes sein?) Das ist das traurige Schicksal der *Einzelstudie*: Weil sie einzeln ist und weil man immer irgendetwas an der Forschungsfrage, an den Messmethoden, der Auswertung und der Interpretation kritisieren kann, ist sie niemals völlig überzeugend.

Brasilianische Zahnärzte haben allerdings im Jahr 2016 eine sogenannte *Meta-Analyse* gemacht, und das ist ein ganz anderes Kaliber: Sie haben verschiedene Studien zum Thema Zahnen zusammengefasst und herausgefiltert, was all die vielen verschiedenen Einzelstudien mit ihren unterschiedlichen Beschränkungen und Methoden und Ergebnissen über das Zahnen verraten.

Die Ärzte haben insgesamt 1179 Forschungsartikel herausgesucht – und davon die meisten verworfen, weil sie ihnen nicht wissenschaftlich genug waren. Schließlich sind 16 solide und seriöse Studien übrig geblieben, und die Ärzte ziehen daraus das folgende Fazit: Es gibt tatsächlich einige Symptome beim Zahnen. Das Durchbrechen der Schneidezähne geht zum Beispiel mit erhöhter Temperatur einher, aber nicht mit echtem Fieber. Und wenn die Zähne kommen, haben Kinder häufig ein gerötetes Zahnfleisch oder sogar Zahnfleischentzündungen, und sie sabbern auch mehr. Bei allen anderen Symptomen, die Kinder angeblich zeigen, gibt es keinen deutlichen Zusammenhang zu den Zähnen. Nach heutigem Stand der Wissenschaft muss man also festhalten: Das Einzige, was Zahnen unbestritten an krassen Symptomen verursacht, sind Zähne, sonst nichts.

Was bedeutet das für meine Frage? Als unsere Tochter ihre ersten Zähne bekam, hatte sie einen wunden Po (das schwöre ich!), und ich wollte wissen, warum das so ist. Was ist nun also die Antwort? Dass es keine Antwort gibt? Weil ich mich schlicht getäuscht habe und selbst zu den Eltern zähle, die glauben, beim Zahnen Symptome zu beobachten, obwohl keine existieren? Dass der rote Hintern nur Zufall war und überhaupt nichts mit dem Zahnen zu tun hatte? Das wäre bitter, aber es könnte sein.

Oder ist die Antwort, dass unser Kind einen roten Hintern hatte, weil es beim Zahnen mehr Speichel als sonst produziert und heruntergeschluckt hat, deshalb einen weichen Stuhl bekommen hat und dadurch die Haut am Po wund wurde? Das könnte auch sein. Die Wissenschaft spricht allerdings dagegen.

Abschließend sei noch eine kleine Bemerkung an alle erlaubt, die der Meinung sind, früher sei alles besser gewesen. Wie ich anfangs geschildert habe, haben Menschen schon seit der Antike geglaubt, dass Zahnen verschiedene Krankheiten verursacht, und natürlich haben sie sich dabei auch über mögliche Behandlungsmethoden Gedanken gemacht. Das, was unsere Ahnen unter Medizin verstanden und veranstaltet haben, ist meist nichts für schwache Nerven, und so ist es auch in diesem Fall. Wie Menschen früher zahnende Kinder behandelt haben, ist aus unserer heutigen Sicht dumm und barbarisch. Zur Besserung der Beschwerden wurde den Kleinen zum Beispiel ein Brenneisen an den Hinterkopf gehalten, es wurden Blutegel auf das Zahnfleisch gesetzt, Ärzte haben das Zahnfleisch mit Nadeln angestochen oder eine Portion Blut abgelassen. Und als Arznei wurde im Laufe der Zeit so ziemlich alles verabreicht, was es gab: Als Schmerzmittel wurden *Opiate* und Gifte wie *Bleiazetat*, *Quecksilber* und *Bromsalz* verwendet, als lokale Betäubung wurden Hasenhirn, Butter und Hühnerfett aufs Zahnfleisch geschmiert, und gern gab es auch Brech- und Abführmittel – selbst dann, wenn das Kind keinerlei Verdauungsprobleme oder Bauschmerzen hatte. Unsere Babys können wirklich froh sein, dass sie heute leben!

Papa, ich hab Durst!
Können Männer stillen?

Am Anfang, wenn das Baby noch ganz neu ist, stehen Väter oft nur hilflos herum. Im Kreißsaal dürfen sie immerhin noch den Igelball halten, aber spätestens, wenn das Kind gestillt wird – wenn es mit weit geöffnetem Mund an der Brust der Mutter andockt, saugt und trinkt –, sind sie komplett abgemeldet. Mutter und Kind machen ihr Ding und genießen in trauter Zweisamkeit Nahrung und Nähe.

So war es auch bei uns. Immerhin hatte uns irgendwer eine Tasse mit dem Aufdruck »Super-Mama« geschenkt, aus der ich jetzt Kaffee trinken konnte, während meine Frau das Kind stillte, das war aber auch das höchste der Elterngefühle, das mir in diesen Momenten vergönnt war. Ich ahnte, dass es noch Jahre dauern würde, bis ich selbst eine so exklusive Beziehung mit dem Kind aufgebaut hätte – später würde ich mit unserer Tochter Achterbahn fahren oder ihr irgendeinen Mist erlauben, den es bei Mama nie gäbe, um zumindest auf die Weise etwas ganz Eigenes mit ihr zu teilen. Jetzt aber stand ich erst einmal als Zuschauer daneben, ein wenig neidisch und ohne Funktion. Aber die Natur hat es eben so vorgesehen, dass die Frauen stillen, nicht die Männer. Dabei könnte ich mir vorstellen, dass durchaus beide etwas davon hätten, wenn sie sich die Aufgabe teilen könnten: Auch die Männer könnten eine elementare, natürliche Verbundenheit mit dem Kind erleben, und die Frauen gäben nachts sicherlich gern den ein oder anderen Einsatz als Milchbar ab und schliefen weiter.

Klingt das nicht praktisch? Und wofür, wenn nicht zum Stillen, haben Männer Brustwarzen? (Es kursieren im Internet dazu verschiedene Meinungen – von »damit Männer wissen, wie tief sie ins Wasser gehen dürfen« über »damit Männer erkennen, wo vorne ist« bis hin zu »weil es blöd aussähe ohne« –, aber die überzeugen mich alle nicht so richtig.) Klappt es also vielleicht doch? Können womöglich auch wir Männer stillen?

In mir schlägt zwar das Herz des Forschers, aber ich muss gestehen, dass ich zögere, mich selbst an die Brustpumpe oder den Staubsauger anzuschließen und einfach mal auszuprobieren, ob auch bei mir Milch kommt, denn ich bin skeptisch, ob das Experiment ein Erfolg wird oder ich nachher nur mit übel schmerzenden Brustwarzen und einer unglaubwürdigen Geschichte beim Hausarzt sitze. Was also sagt die Wissenschaft dazu? Können Männer stillen?

Glaubt man dem bedeutenden Naturforscher Alexander von Humboldt, dann lautet die Antwort: Ja. Humboldt reiste um 1800 nach Lateinamerika, in die USA und nach Zentralasien und beobachtete und beschrieb so gut wie alles, was er dort in der Natur vorfand. Er nahm Pflanzen, Tiere, Menschen, Steine, Wind, Wasser und Wetter unter die Lupe, er beschäftigte sich mit Physik, Chemie, Geologie, Mineralogie, Astronomie, Anatomie, Anthropologie, mit Geschichte, Klimatologie, Geografie, Zoologie, Philologie, Philosophie. Langeweile schien nicht sein Problem zu sein. So galt er als der größte Gelehrte des Jahrhunderts, als der Aristoteles der Moderne. 1799 berichtete Humboldt davon, dass er in Lateinamerika einen jungen Bauern getroffen hatte, der seinen Sohn mit der eigenen Milch stillte: »Als die Mutter krank wurde, nahm der Vater das Kind, um es zu beruhigen, in sein Bett und drückte es an seine Brust. Lozano war 32 Jahre alt und hatte bis dahin keine

Milch in der Brust verspürt; aber die Reizung der Warze, an der das Kind sog, bewirkte eine Ansammlung dieser Flüssigkeit. Die Milch war fett und sehr süß. Der Vater, über das Anschwellen seiner Brust erstaunt, reichte sie dem Kind und stillte es fünf Monate zwei- bis dreimal täglich.«

Die zentralen Fragen, die den Natur- und Kulturforscher Humboldt antrieben, waren: Wie lässt sich das Leben begreifen, in all seinen Formen und Zusammenhängen? Und wie können alle Lebewesen auf diesem Planeten friedlich zusammenleben? Das sind keine verträumten Gedanken eines historischen Waldschrats, sondern Fragen, die auch heute noch, im 21. Jahrhundert, angesichts von Fremdenfeindlichkeit und populistischem Nationalismus, von Plastikmüll, Kohlendioxid-Ausstoß, Waldrodungen und Artensterben aktuell und drängend sind.

Alexander von Humboldt hatte beobachtet, wie ein Mann seinem Kind die Brust gab. Offenbar können Männer also stillen? Verdächtig finde ich allerdings, dass ich es noch nie gesehen oder an anderer Stelle davon gehört habe. Hatte Humboldt vielleicht etwas überaus Seltenes und Skurriles beobachtet? Oder war er womöglich nicht ganz bei Sinnen gewesen und hat sich einfach getäuscht? (Wer weiß, welche Pflanzen er konsumiert hatte oder ob er unter dem Einfluss beschwingender Hohenluft stand, als er den angeblich stillenden Bauern beobachtet haben wollte?) Ich bin skeptisch. Aber darf ich dem Wissenschaftsfürsten widersprechen? Dem Aristoteles der Moderne? Zumal Humboldt nicht der Einzige war, der von einem stillenden Mann berichtete.

Der bedeutende Botaniker, Zoologe, Geologe, Taxonom (Taxonomie hat nichts mit Steuern zu tun, sondern es geht dort um Klassifizierung, zum Beispiel darum, ein Tier in Familie, Gattung und Art einzuordnen) und Evolutionstheoretiker Charles Darwin, der mit seinem Werk »Über die Entstehung

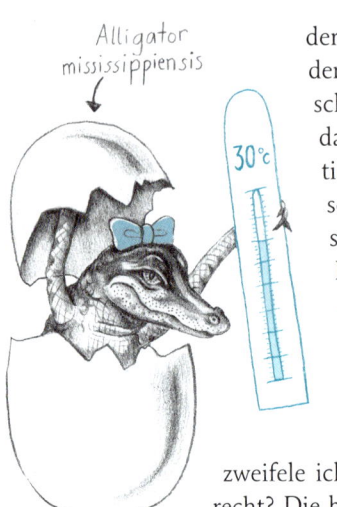

Alligator mississippiensis

der Arten« ein neues Weltbild in der modernen Biologie etablierte, schrieb 1871: »Es ist bekannt, dass die Männchen aller Säugetiere, mit Einschluss des Menschen, rudimentäre Milchdrüsen besitzen. In verschiedenen Fällen haben sich diese gut entwickelt und eine reichliche Menge von Milch gegeben.« Mir war das nicht bekannt, und wenn ich mich in meinem Alltag so umschaue, dann zweifele ich nach wie vor. Wer hat also recht? Die beiden bedeutenden Naturforscher – oder mein Bauchgefühl?

Tatsächlich besitzen auch Männer Milchdrüsen. Das kommt daher, dass ein Mann ganz am Anfang noch gar kein Mann ist, sondern erst einmal ein geschlechtlich neutraler Embryo. Er weiß noch nicht, ob er männlich oder weiblich wird, hat aber prophylaktisch schon mal alles dabei, was er für den einen wie den anderen Fall braucht.

Das Geschlecht eines Menschen wird bei der Befruchtung festgelegt und steht ab da zum Nachlesen in den Körperzellen, genauer gesagt in den sogenannten *Chromosomen*. Das sind bestimmte Zellteile, in denen Erbinformationen und Proteine sitzen. Wir Menschen verfügen in unseren Zellen über 23 Paare dieser Chromosomen, und davon sind die ersten 22 bei Frauen wie Männern identisch, also fast alle, nur das 23. Chromosomenpaar ist unterschiedlich. Hier sitzen die *Geschlechtschromosomen*. Davon gibt es bei uns Menschen zwei verschiedene Sorten, die man mit X und Y bezeichnet (ein bisschen wie im Matheunterricht). Welche von diesen beiden Sorten in welcher Kombination im 23. Chromosomenpaar vorkommen, macht den Unterschied zwischen Mann und Frau aus: Frauen haben hier zwei X-Chromosomen, Männer ein X- und ein kleineres Y-Chromosom. (Den Zustand bei Frauen, XX, nennt man *homozygot*, den bei Männern, XY, *hemizygot*. Das nur als Anregung für die nächste Runde Scrabble.) Dieses System (XX bei Frauen, XY bei Männern) lässt sich übrigens auch bei den meisten Säugetieren finden. (Bei Vögeln und Insekten ist es dagegen ganz anders, und bei manchen Lebewesen entscheidet nicht die Chromosomenkombination, sondern spannenderweise die Bruttemperatur darüber, ob das Tier ein Männchen oder ein Weibchen wird, so zum Beispiel bei Mississippi-Alligatoren: Bei etwa 30 Grad Celsius schlüpfen Weibchen, bei etwa 34 Grad Celsius meist Männchen.)

Zu dem Unterschied zwischen Männern und Frauen kommt es im Augenblick der Befruchtung. Denn genau genommen besitzen nicht alle unsere Körperzellen 23 Chromosomenpaare; die *Eizellen* und die *Spermien* verfügen jeweils nur über eine Ausfertigung, sie haben also nicht 23 Paare, sondern 23 Einzelstücke. Die ersten 22 sind wieder identisch, nur an der letzten Stelle gibt es einen Unterschied: Bei einer weiblichen Eizelle sitzt hier genau ein X-Chromosom, bei einem männlichen Spermium entweder ein X-Chromosom oder ein Y-Chromosom, das ist Zufall.

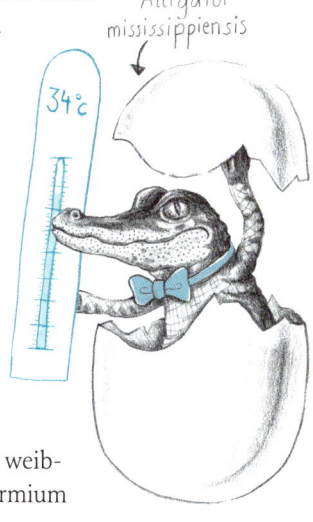

Wenn nun just ein Spermium mit einem X-Chromosom eine Eizelle befruchtet, bekommt der Embryo also zwei X-Chromosomen und wird weiblich. Befruchtet hingegen ein Spermium mit einem Y-Chromosom die Eizelle, so erhält der Embryo den Chromosomensatz XY und wird männlich. Im Augenblick der Befruchtung ist also in den meisten Fällen klar, ob es ein Junge oder Mädchen wird. Nur dauert es noch ein bisschen, bis das auch der Embryo weiß, denn er ist in den ersten Wochen geschlechtlich neutral.

Bei circa 0,3 Prozent aller Neugeborenen werden die Geschlechtschromosomen nicht nach diesem Schema verteilt, sondern abweichend von XX (für weiblich) und XY (für männlich). Zum Beispiel können zwei X-Chromosomen und ein Y-Chromosom gleichzeitig vorkommen, sodass sich der Zustand XXY ergibt. Durch das Y-Chromosom entwickeln sich die Menschen mit diesem Chromosomenzustand zu Männern, jedoch können sie keine Spermien produzieren. Es gibt auch andere Fälle, zum Beispiel wenn das X-Chromosom dreimal vorkommt und der Zustand XXX entsteht. (Wenn Sie das im Internet nachlesen, lassen Sie sich bitte nicht verunsichern; es ist ganz normal, dass Sie beim Suchbegriff »XXX« erst einmal Filme finden, einige davon mit Vin Diesel.) Frauen, bei denen dieser manchmal auch *Super-Female-Syndrome* genannte Zustand auftritt, haben oft Lernbehinderungen.

Einem frühen Embryo ist in seinen Zellen einprogrammiert, welches Geschlecht er später einmal haben wird, vorerst jedoch ist sein Körper ein praktischer Hybrid, der sowohl Mädchen wie Junge werden kann. Noch bevor er die eine oder andere Richtung einschlägt, entsteht bei ihm, etwa in der siebten Woche, die sogenannte *Milchleiste*, ein Streifen dicker Haut, der sich auf beiden Seiten von den Achseln bis hinunter zur Leiste zieht, sich später aber zu einem Großteil wieder zurückbildet – nur im Brustbereich nicht, wo sich aus ihm *Milchdrüsen* entwickeln.

Wenn sich die Milchleiste bei einem Embryo nicht richtig zurückbildet, können überzählige Brustwarzen entstehen, das Kind hat dann also mehr als zwei. Es kommt immer mal wieder vor, zum Beispiel hat der Schurke Scaramanga im James-Bond-Film »Der Mann mit dem goldenen Colt« eine dritte Brustwarze (trotzdem heißt der Film nicht »Der Mann mit der dritten Brustwarze«), ebenso haben die Schauspielerin Tilda Swinton und der Schauspieler Mark Wahlberg eine dritte Brustwarze, der Teenie-Star und Popsänger Harry Styles hat sogar eine dritte und eine vierte. Eine Extra-Brustwarze wird im Fachjargon *Polythelie* genannt, was man nicht mit *Polyethylen* verwechseln sollte – das ist Plastik. Für gewöhnlich sind die zusätzlichen Brustwarzen ungefährlich, sie können aber entfernt werden, wenn man sie nicht schick findet.

Bei Jungen sorgt das Sexualhormon *Testosteron* ab der siebten Woche dafür, dass dem Embryo Hodensack und Penis wachsen und sich die gerade entstehenden Brustdrüsen wieder zurückbilden. Nur die Brustwarzen lassen sich vom Testosteron nicht beeindrucken, sondern bleiben bestehen – als Überbleibsel der allerersten Tage, als Erinnerung an die Zeit, in der der Körper noch nicht fertig und noch kein Junge war. Fehlt das Sexualhormon Testosteron, so wird aus dem Embryo ein Mädchen.

Testosteron sorgt beim Mann nicht nur für männliche Geschlechtsorgane, es ist unter anderem auch verantwortlich für Knochen, Muskeln, Fett- und Zuckerstoffwechsel und Körperbehaarung. Wer viel Testosteron hat, hat oft auch ein erhöhtes sexuelles Verlangen und zeigt Antrieb, Ausdauer und Aggressivität. Allerdings ist diese Liste sehr oberflächlich, denn wie genau Testosteron beim Menschen wirkt, lässt sich nicht so leicht verallgemeinern und hängt von vielen anderen Einflüssen und Umständen ab. (Ich rate Ihnen, liebe männliche Leser, also dringend davon ab, zur Steigerung Ihres sexuellen Verlangens oder Ihrer Ausdauer ein paar Löffel Testosteron zu essen. Das endet nicht gut.) Bei Tieren ist es klarer: Männchen unter Testosteron zeigen Kampf- und Imponierverhalten und einen erhöhten Begattungsdrang. Testosteron wurde erstmals 1935 vom Mediziner Ernst Laqueur aus Stierhoden isoliert. (Wenn Sie übrigens mal in Spanien sind und die Gelegenheit haben, könnten Sie »Spanische Nieren« probieren. Es gibt sie bodenständig in Knoblauch und Weißwein angebraten, aber auch kulinarisch extravagant, in Butter gebraten, mit Whisky flambiert, an Green-Masala-Curry-Paste, mit Champignons, Spitzmorcheln und gebackenen Hirsebrei-Schnitten. Wieso ich plötzlich davon erzähle, wo ich doch gerade noch beim Thema Stierhoden war? Ach, das werden Sie schon herausfinden!)

Die Brustdrüsen bilden sich bei Jungen zwar zurück, aber sie verschwinden nicht vollständig, sondern verbleiben im Körper, funktionslos und unfertig, gewissermaßen als Rohbau. Brustdrüsen sind bei Jungen nicht vorgesehen, aber stören auch nicht, und die Natur ist da praktisch veranlagt und lässt die Anlagen einfach da, wo sie sind, anstatt sie aufwendig zu demontieren und komplett verschwinden zu lassen. So sieht die Brust eines Mannes zwar anders aus als die einer Frau (zumindest in den meisten Fällen), tief im Inneren aber ist sie ihr ähnlicher, als man denkt. Auch erwachsene Männer haben somit, technisch gesehen, die anatomische Ausrüstung, um Milch zu produzieren. Das klappt aber nur theoretisch, denn die Brustdrüsen sind bei Männern funktionslos und nicht voll ausgebildet. Eine gesunde männliche Brust gibt keine Milch.

Nur wenn der Hormonhaushalt durcheinandergerät, zum Beispiel bei bestimmten Störungen wie einem Tumor der Hirnanhangsdrüse oder bei einer Behandlung von Prostatakrebs mit weiblichen Hormonen, kann es passieren, dass die Milchdrüse bei einem Mann wächst und auch Flüssigkeit absondert, eine Art Milch. Doch wenn überhaupt, sind es nur wenige Tropfen – viel zu wenig, um ein Kind zu ernähren. Es scheint auch nicht bekannt zu sein, ob diese Vatermilch (wenn man das milchartige Sekret, das die männliche Brustdrüse in Extremsituationen produziert, denn so nennen möchte) ausreichend Fett, Eiweiß, Kohlenhydrate, Vitamine, Mineralstoffe und Spurenelemente enthält, um eine gute Babynahrung abzugeben. In der medizinischen Fachliteratur findet sich so gut wie nichts zu der Frage, ob und, wenn ja, wie Männer stillen können.

Ohnehin kommt es nicht nur auf die Milchdrüsen allein an, also auf die Produktionsanlage, sondern es braucht auch einen Botenstoff, der die Produktion in Gang setzt. Auch Frauen geben ja nicht rund um die Uhr Milch ab, sondern meist erst, wenn sie ein Kind bekommen haben. Dieser Stoff, der die Milchbildung ankurbelt, ist das Hormon *Prolaktin*. Frauen bilden während der Schwangerschaft immer mehr und mehr davon, und wenn das Kind nach vielen Monaten schließlich auf der Welt ist, dann ist auch die Milchdrüse so weit vorbereitet und einsatzbereit, dass sie loslegen und ausreichend Milch für das Baby herstellen und abgeben kann.

Prolaktin ist auch im Blut von Männern zu finden, und spannenderweise nimmt auch bei Männern nach der Geburt des Kindes die Konzentration zu, wenn auch nur ein kleines bisschen. Was bedeutet das? Ist dieses Ansteigen des Prolaktin-Spiegels bei Männern nur ein Überbleibsel aus der Zeit als Embryo, das heißt nur ein Körpermechanismus, den Männer und Frauen zwar teilen, der bei Männern aber keinen Sinn mehr hat? Oder ist es ein Zeichen dafür, dass die Natur vielleicht doch vorgesehen hat, dass Männer ein Kind stillen? Oder aber verbirgt sich dahinter etwas ganz anderes? Man weiß es noch nicht so genau und kann nur spekulieren. Klar ist, dass die Menge an Prolaktin, die Männer besitzen, bei Weitem nicht reicht, um vernünftig Milch zu produzieren. Vielleicht ist das Hormon Prolaktin aber nicht nur zuständig dafür, die Milchproduktion anlaufen zu lassen, sondern regelt im Körper auch noch weitere Dinge rund um das Versorgen und Aufziehen eines

Babys, die sogenannte *Brutpflege*. Dann wäre es nicht verwunderlich, dass auch Männer Prolaktin besitzen und dass der Spiegel steigt, wenn sie Vater werden.

Bei Frauen wird nicht nur in der Schwangerschaft und Stillzeit mehr Prolaktin ausgeschüttet, sondern auch in anderen Situationen. Besonders hoch kann der Prolaktin-Spiegel sein, wenn sie zum Beispiel Cannabis konsumieren, heftigen Stress erleben, die Brüste stimulieren, einen Orgasmus hatten oder viel Bier trinken.

Während der Schwangerschaft steigt die Menge des Milchhormons Prolaktin im Körper der Mutter auf das Zwanzigfache an, allerdings wird es noch von anderen Hormonen gebremst. Nach der Geburt fallen diese Hormone jedoch rasch ab, und das Prolaktin kann ungestört wirken. Hinzu kommt jetzt außerdem das Baby, das an der Brust saugt. Saugen ist ein Reiz, der die Prolaktin-Produktion abermals steigert, und bei der Mutter kommt es jetzt zum sogenannten *Milcheinschuss*, das heißt, erst jetzt, etwa zwei bis drei Tage nach der Entbindung, nach vielen Monaten Vorbereitung und wenn das Baby schon etliche Male an der Brust gesaugt hat, ist das Milchsystem voll eingerichtet, hochgefahren und angekurbelt, und das Stillen kann beginnen.

Die allererste Milch, die die Brust abgibt, ist übrigens die sogenannte *Vormilch*, Ärzte sagen dazu *Kolostrum*. Sie ist dickflüssig und gelblich und etwas anders zusammengesetzt als die gewöhnliche Milch, auf die die Brust kurz später umstellt. Die Vormilch stärkt das Immunsystem des Babys, sie regt seinen ersten Stuhlgang an (nicht erschrecken, das Ergebnis ist meistens grün-schwarz, darauf gehe ich im Kapitel »Die Regenbogen-Windel« ein) und wirkt dadurch auch *Neugeborenengelbsucht* entgegen.

Auch wenn das Baby mit seinem Saugreflex bestens darauf abgestimmt ist, die Ausschüttung des Milchhormons zu steigern, ist es nicht zwingend erforderlich. Der Reiz funktioniert auch ohne Baby, und er funktioniert selbst bei Frauen, die gar nicht schwanger sind und auch nicht gerade entbunden haben: Wird die weibliche Brust durch Saug-/Wring-/Melk-Bewegungen stimuliert – ob durch das Saugen eines Babys, durch Handbewegungen oder eine Milchpumpe –, so wird die Milchproduktion in Gang gesetzt. Auf diese Weise können Frauen Kinder stillen, auch wenn sie selbst nicht schwanger und nicht Mutter sind; man nennt das *Adoptivstillen* oder, etwas technischer und allgemeiner, *induzierte Laktation*.

Induzierte Laktation, also das Herbeiführen von Milchbildung, muss nichts mit einem Baby zu tun haben, ja nicht einmal mit Stillen überhaupt. Vielleicht erinnern Sie sich noch an den Auftritt des Schlagersängers Jürgen Drews und seiner Frau Ramona im Schweizer Fernsehen im Jahr 2000, bei dem Ramona Drews auf die Frage, ob ihre Brüste fünf Jahre nach der Geburt ihres Kindes noch Muttermilch enthielten, zum Beweis Milch ins Studio spritzte? Falls nicht, dann sage ich Ihnen sachlich und ohne ein so markantes Bild heraufzubeschwören: Einige Erwachsene trinken gern Muttermilch aus der Brust. Wenn Sie sich für Details interessieren, sind die Stichworte, unter denen Sie fündig werden, »Erotische Laktation« und »Adult Nursing Relationship«; ich empfehle Ihnen aber, die Recherche prophylaktisch nicht am Arbeitsplatz-Computer durchzuführen. (Nebenbei bemerkt: »Prophylaktisch« hat nichts mit Laktation zu tun.)

Männer haben also Brustdrüsen, die nicht einsatzbereit sind, und zu wenig Milchhormone, um sie nennenswert zu aktivieren. Könnte man ihnen aber nicht einfach eine ordentliche Dosis Prolaktin verabreichen, um die Milchproduktion so stark anzukurbeln, dass sie stillen können? Auf den ersten Blick sieht das wie eine bestechende Idee aus – allerdings nur auf den ersten Blick, denn Hormone sind eine überaus komplizierte Sache, und man sollte besser nicht aufs Geratewohl mit ihnen herumexperimentieren. Ohnehin vermuten Experten, dass die Brustdrüsen eines Mannes selbst bei größten Bemühungen nicht die gleiche Leistungsfähigkeit erbringen können wie die einer Frau.

Die *Endokrinologie*, die Wissenschaft von den Hormonen, ist ein überaus spannendes Forschungsgebiet. *Hormone* sind die Regisseure unseres Körpers. Sie steuern alles Mögliche, vom Wachstum bis zur Sexualität. Sie regeln zum Beispiel das Herz-Kreislauf-System, die Verdauung, den Knochenaufbau, die Körpertemperatur, den Schlaf, die Pubertät, den Menstruationszyklus, eine Schwangerschaft, Wechseljahre, Kraft, Emotionen. So sorgt das Tag-Nacht-Hormon *Melatonin* dafür, dass wir abends müde sind und morgens wach werden, das Stresshormon *Adrenalin* mobilisiert unsere Kräfte, wenn wir fliehen müssen, das Glückshormon *Serotonin* ist verantwortlich dafür, dass wir uns lebendig und gut fühlen, das Stoffwechselhormon *Insulin* hilft, lebenswichtige Energie in Form von Zucker zu speichern, mit dem Antriebshormon *Dopamin* empfinden wir Vorfreude und Motivation, und das Bindungshormon *Oxytocin* regelt unsere Beziehungen.

Hormone sind faszinierende Chemikalien, und wie sie in unserem Körper wirken – rund um die Uhr, fein abgestimmt und raffiniert –, ist erstaunlich und komplex. Wir haben noch längst nicht in allen Details verstanden, wie sie genau funktionieren und zusammenspielen. Wenn sie aus dem Gleichgewicht geraten, können Hormone auch krank machen, zum Beispiel spielen sie eine Rolle bei verschiedenen Krebserkrankungen. Gleichzeitig können sie uns helfen, unseren Körper von außen zu steuern; das beste Beispiel dafür ist die Antibabypille. Und so mancher, der nicht in Würde altern will, hofft darauf, dass ihm Hormone helfen, jung zu bleiben und lange zu leben, und greift dazu zu *Dehydroepiandrosteron*. (Wenn Sie dazugehören wollen, dann freut es Sie sicher zu erfahren, dass Sie Dehydroepiandrosteron nicht fehlerfrei aussprechen müssen, sondern es einfach lässig mit der Abkürzung »DHEA« ordern können, zumindest in den USA, wo es als Nahrungsergänzungsmittel ohne Rezept erhältlich ist. Allerdings möchte ich Ihnen in diesem Fall dringend raten, es lieber zu lassen, weil die gewünschte Jungbrunnenwirkung bisher nicht nachgewiesen werden konnte. Experten warnen davor, DHEA als Anti-Aging-Präparat einzunehmen, weil es unter anderem zu Kopfschmerzen und Schlafstörungen führen kann. Einige Studien lassen sogar auf ein erhöhtes Krebsrisiko schließen.) Auch der ein oder andere Bodybuilder spielt wohl nicht nur mit dem Gedanken, seinem Muskelaufbau durch Hormone wie etwa *Somatropin* ein bisschen nachzuhelfen.

Was bedeutet das alles nun für mich und meine Frage, ob ich als Mann stillen kann? Haben Humboldt und Darwin recht – und es ist möglich? Oder ist der männliche Körper trotz seiner Brustdrüsen dazu ungeeignet?

Wie bereits erwähnt ist die Studienlage zu dieser Frage unbefriedigend. Im Jahr 2018 veröffentlichten allerdings zwei Ärztinnen aus New York einen Artikel im Fachmagazin *Transgender Health*, in welchem sie von einer 30-jährigen Transgender-Frau berichteten, das heißt einer Frau, die bei ihrer Geburt aufgrund ihrer körperlichen Merkmale dem männlichen Geschlecht zugeordnet wurde. Die Ärztinnen hatten ihr Medikamente gegeben, sodass sie ein Baby stillen konnte.

Die Frau war bereits sechs Jahre lang mit Hormonen behandelt worden, unter anderem mit einem Testosteron-Blocker und einem weiblichen Sexualhormon, wodurch ihr Brüste gewachsen waren, die normal entwickelt aussahen. Eine Geschlechtsumwandlung hatte sie nicht vornehmen lassen. Als ihre Partnerin im fünften Monat schwanger war und ankündigte, das Kind nicht stillen zu wollen, suchte sie die besagten Ärztinnen aus New York auf, in der Hoffnung, diese Aufgabe übernehmen zu können. Die Ärztinnen veränderten die Zusammensetzung der Hormonkur, die die Frau erhielt, verabreichten ihr drei Monate lang einen Wirkstoff namens *Domperidon*, der den Prolaktin-Spiegel erhöht, und ließen sie mit einer Brustpumpe Stillen trainieren, um die Milchproduktion in Gang zu setzen. Am Ende produzierte die Frau täglich rund 200 Milliliter Muttermilch, was ausreichte, um das Kind sechs Wochen lang komplett ernähren zu können. Der Kinderarzt berichtete während dieser Zeit, dass das Kind in Sachen Wachstum, Trinkverhalten und Stuhlgang normal entwickelt sei. Nach den sechs Wochen begannen die Eltern, das Kind zusätzlich mit industriell gefertigter Säuglingsnahrung zu füttern.

Ob der Mix an Medikamenten und Maßnahmen nötig war, um bei der Transgender-Frau eine brauchbare Milchproduktion zu erreichen, ist nicht klar, ebenso wenig, ob die Milch tatsächlich so nahrhaft war wie die einer biologischen Mutter. Das alles soll in weiteren Studien näher untersucht und die Methode verbessert werden. Der Artikel ist lediglich ein erster Einzelfallbericht, aus dem man wenig ableiten kann, allerdings zeigt er, dass es durchaus möglich ist, einen männlichen Körper dazu zu bringen, genug Milch zu produzieren, um damit einige Wochen lang ein Baby ernähren zu können.

Männer können also ganz offenbar doch stillen – wenn auch unter extremen Umständen und mithilfe eines intensiven Hormon-Cocktails. Im Normalfall jedoch, das heißt, wenn sie nicht krank sind oder ihr Hormonhaushalt über eine lange Zeit mit Medikamenten verändert wurde, sind Männer dazu nicht in der Lage.

Der Arzneistoff Domperidon, mit dem die Transgender-Frau behandelt wurde, wirkt gegen Übelkeit; dass er auch die Prolaktin-Produktion steigert, ist nur eine Nebenwirkung. In Deutschland ist Domperidon zum Anregen der Milchbildung nicht zugelassen. Weil der Stoff in Verdacht steht, Herzstillstand zu verursachen, ist er in den USA übrigens generell nicht zugelassen, deshalb musste ihn sich die Transgender-Frau in Kanada besorgen. Domperidon sollten Sie allerdings nicht verwechseln mit Dom Pérignon – das ist ein teurer Champagner, den James Bond früher gern getrunken hat. (Seit einiger Zeit bevorzugt James Bond allerdings die Marke Bollinger.)

Fest steht, dass es sich bei den Berichten von Humboldt und Darwin über stillende Männer um Einzelfälle handelt und wir nicht überprüfen können, ob sie tatsächlich wahr sind. Fest steht aber auch, dass Männer hin und wieder Brüste entwickeln oder Milch abgeben oder beides; das passiert in der Regel aber wie bereits erwähnt höchstens bei Krankheiten, unter Einfluss bestimmter Medikamente oder eventuell sogar beim Verhungern (man vermutet, dass bei extremem Hunger Hormondrüsen und Leber aus dem Takt geraten und es so zu Hormonstörungen kommen kann).

Der US-amerikanische Physiologe und Pulitzer-Preis-Gewinner Jared Diamond ist jedoch der Auffassung, dass die männliche Milchproduktion durchaus Vorteile haben könnte in Zeiten, in denen Väter verstärkt mithelfen, Kinder großzuziehen, und immer mehr Frauen versuchen, die Anforderungen von Job und Familie unter einen Hut zu kriegen. Und nachdem zumindest die Anlage dafür vorhanden ist, kann es durchaus möglich sein, dass wir Männer sie eines Tages doch noch ganz selbstverständlich nutzen werden – vielleicht so wie die *Gemeinen Dayak-Flughunde* in Südost-Asien, bei denen die Männchen ganz natürlich und ohne irgendwelche besonderen Einflüsse oder Umstände Milch geben.

Übrigens können auch Babys selbst Milch produzieren. In seltenen Fällen schwellen die Brustwarzen von Säuglingen kurz nach der Geburt an und geben manchmal auch eine milchähnliche Flüssigkeit ab. Es sieht seltsam aus und jagt Eltern oft einen gehörigen Schrecken ein, aber die unerwartete Milch-

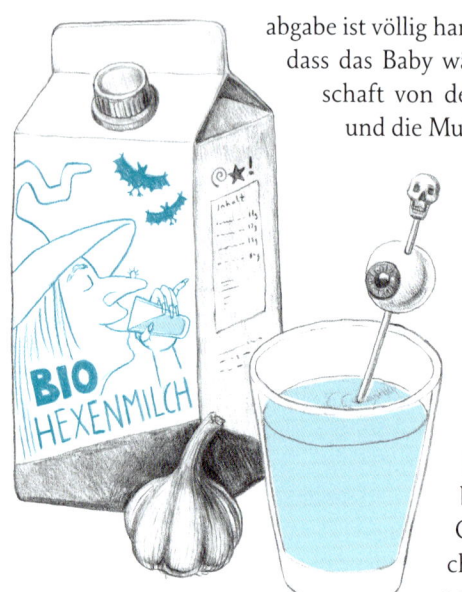

abgabe ist völlig harmlos. Sie kommt daher, dass das Baby während der Schwangerschaft von der Mutter ernährt wird und die Mutter sich während dieser Zeit durch eine Extradosis Prolaktin und *Östrogen* auf die kommende Stillzeit vorbereitet. Durch diese Konstellation kann es passieren, dass das Baby einen Schluck zu viel vom mütterlichen Hormoncocktail mitbekommt und nach der Geburt selbst ein bisschen Milch abgibt. Das passiert bei Mädchen wie bei Jungen und hat sich meist nach zwei Wochen von selbst wieder erledigt. Weil man früher nichts von Hormonen wusste, glaubte man, eine Hexe hätte hier ihre Hände im Spiel (eine praktische und plausible Erklärung für eigentlich alles, worauf man keine Antwort weiß), deshalb spricht man bei den Milchtropfen, die Babys nach der Geburt hin und wieder absondern, von *Hexenmilch* – obwohl der Name heute wissenschaftlich ein wenig überholt ist.

Süße Gefahr

Weshalb dürfen Babys keinen Honig essen?

Jetzt geht's um die Wurst: Bei Säuglingen ist vieles faszinierend, seltsam oder erstaunlich, manches aber auch lebensgefährlich, zum Beispiel Honig.

Wenn ein Baby bei der Mutter nicht an die Brust andocken will oder seinen Schnuller immer wieder ausspuckt, klingt die Idee erst einmal gar nicht so schlecht, ihm das Unterfangen ein bisschen zu versüßen und die Brustwarze oder den Schnuller mit Honig einzuschmieren. Auch wenn das Baby unruhig ist, wenn es wimmert oder schreit, scheint es ein hilfreiches Trostpflaster zu sein, das Kind bei Mama oder Papa einen winzigen Tropfen Honig von der Fingerspitze nuckeln zu lassen. Schließlich mögen es Babys gern süß, genau wie wir Erwachsenen, und uns hilft in vielen Lebenslagen, vom Stress auf der Arbeit bis hin zum Liebeskummer, ja auch ein Stückchen Schokolade. Was also könnte da schon gegen einen Tropfen Honig einzuwenden sein? Honig klingt schließlich wesentlich gesünder als der böse Zucker, er klingt natürlich, geradezu bekömmlich; das würden wahrscheinlich die meisten Eltern unterschreiben.

In der Tat ist Honig ein Naturprodukt, und er schmeckt Babys auch sehr gut; perfiderweise ist er gerade für sie jedoch weder gesund noch bekömmlich, sondern das genaue Gegenteil: Honig ist für Babys schädlich. Das liegt an bestimmten Bakterien beziehungsweise ihren *Sporen*, die sich im Honig verstecken.

Sporen sind ein faszinierender Zustand, in den sich manche Bakterien versetzen können: Sie schrumpfen auf eine kleine, trockene Kugel zusammen, bekommen eine dicke Wand und werden inaktiv. In dieser trägen, robusten Form können sie lange überleben, selbst unter Bedingungen, unter denen sie sonst, als herkömmliche Bakterien, schon längst eingegangen wären. Der Sporen-Zustand ist eine Art stabiler Winterschlaf, eine unempfindliche Dauer-Konservierung, es ist etwas, was uns Menschen völlig fremd ist. Man kann durchaus ein bisschen neidisch sein: Wenn es über die Maßen heiß wird, sterben wir; die Bakterien hingegen werden zu Sporen und sitzen die unangenehme Zeit einfach aus. Andererseits können wir Witze erzählen, Klavier spielen, Computer bauen und das Weltall erforschen – das können Bakterien (wahrscheinlich) nicht. Es hat eben alles seine Vor- und Nachteile.

Im konkreten Fall, der Causa Honig, geht es um Bakterien mit dem Namen *Clostridium botulinum*. Die Sporen von Clostridium botulinum sind praktisch überall zu finden – zum Beispiel in Staub und in Erde –, und so findet man hin und wieder eben auch welche in Honig, da die Biene bei der Honigproduktion, das heißt beim Einsammeln und Umwandeln des Blütennektars, nicht darauf achtet, ob sie womöglich ein paar Bakteriensporen mit im Topf hat.

Genau genommen haben Bienen keinen Topf. Das wussten Sie wahrscheinlich schon. Bienen haben eine sogenannte *Honigblase*, das ist aber nur ein anderes Wort für *Magen*. Wussten Sie das auch schon? Bienen haben keinen extra Honigbehälter, sondern nur ihren Magen dabei. Sie trinken unterwegs leckeren Blütennektar, fliegen nach Hause, erbrechen, andere Bienen trinken das Erbrochene, erbrechen wieder, andere Bienen trinken wiederum das, und so weiter. So entsteht Honig. Nichts zu danken.

So finden sich Bakteriensporen von Clostridium botulinum in fünf Prozent aller Honigproben, sagt eine Expertin vom *Robert Koch-Institut*, das sich als Forschungseinrichtung der Bundesregierung um die Erkennung, Verhütung und Bekämpfung von Krankheiten kümmert. Wenn nun ein Baby von einem solcherart belasteten Honig nascht, gelangen die Sporen in den Babydarm und keimen dort zu aktiven Bakterien, und die – frisch aus ihrem Sporen-Winterschlaf erwacht und voller Tatendrang – produzieren erst mal munter Giftstoffe.

Für uns Menschen ist der Darm in der Regel etwas Unappetitliches, aber es gibt auch andere Meinungen: Bakterien zum Beispiel finden es hier gemütlich und warm, deshalb halten sie sich gern im Darm auf. Ein gesunder Erwachsener trägt bis zu 100 Billionen Bakterien mit sich herum, und so viele können ja wohl nicht irren, oder? (Wenn Sie sich diese gigantische Zahl nicht vorstellen können, hilft Ihnen vielleicht eine etwas kleinere: Sie tragen in Ihrem Darm ungefähr 200 Gramm Bakterien spazieren.) Mehr Wissenswertes zum Thema Darm, und speziell zum Babydarm, gibt es übrigens im Kapitel »Die Regenbogen-Windel«.

Diese Nervengifte, die die Bakterien in den Darm abgeben, sind für Kinder unter einem Jahr gefährlich, denn sie verursachen bei ihnen Muskellähmungen. Die Kleinen bekommen Verstopfung, können nicht saugen, nicht schlucken, die Augenlider hängen ihnen herab, sie können kaum ihren Kopf halten und sind insgesamt schlapp und schlaff (im Englischen sprechen Fachleute von einem *floppy baby*); im schlimmsten Fall kann ein Atemstillstand eintreten, und der kann zum Tod führen. Das *Bundesinstitut für Risikobewertung*, das für die Bundesregierung gesundheitliche Risiken aufspürt, untersucht und bewertet, rät deshalb, Kindern im ersten Lebensjahr überhaupt keinen Honig zu verabreichen.

Als ich Vater wurde, wusste ich zwar, dass Babys keinen Honig essen dürfen, aber ich hatte keine Ahnung, warum das so ist oder was passiert, wenn sie es doch tun. Und erschöpft, aufgeregt, glücklich und überwältigt, wie ich im neuen Alltag zu dritt war, verspürte ich auch keine Ambitionen, all den Ratschlägen und Hinweisen, die man beachten soll, wissenschaftlich nachzugehen. Manchmal, wenn Verwandte oder Freunde auf unser Kind aufgepasst haben und ich ihnen noch im Gehen schnell hunderttausend Dinge aufgezählt habe, die sie unbedingt beachten sollten, kam ich mir aufdringlich und übervorsichtig vor, wie ein peinlicher Vater eben. Heute weiß ich von den Bakteriensporen und dem Nervengift, und ich bin froh, dass ich bei der Baby-Gebrauchsanweisung nicht ein Auge zugedrückt und den Hinweis mit dem Honig ausgelassen habe.

Wenn Kinder älter werden, ist Honig für sie kein Problem mehr, weil ihnen die Sporen, die sich möglicherweise darin verstecken, nichts mehr anhaben können. Bei ihnen hat sich inzwischen die *Darmflora* entwickelt, eine bunte Gemeinschaft an Bakterien, die sie in ihrem Darm mit sich herumtragen und die die verschiedensten Aufgaben übernehmen; unter anderem verhindern sie, dass sich ihre Kollegen der Art Clostridium botulinum ansiedeln können. Probleme können die Botulismus-Bakterien höchstens chronisch kranken Menschen bereiten, die eine stark gestörte Darmflora haben, für alle anderen ist Honig völlig ungefährlich – nur eben nicht für Babys, die erstens sehr klein sind und deren Darmflora sich zweitens erst noch entwickeln muss.

Vielleicht wundern Sie sich, dass hier die ganze Zeit von Honig die Rede ist, obwohl er selbst ja gar nicht schädlich ist, sondern die Übeltäter die Sporen sind, die er enthalten kann. Diese Sporen sind nicht nur in Honig zu finden, sondern praktisch überall – weshalb also geht es hier konkret um Honig? Das ist eine gute Frage. Wahrscheinlich haben Babys eben vergleichsweise häufig mit Honig zu tun, ich wage zum Beispiel die kühne Vermutung, dass Eltern und Großeltern eher auf die Idee kommen, Kindern Honig zu verabreichen, als sie mit Staub und Erde zu füttern. Außerdem fühlen sich Clostridium-Bakterien in Honig ziemlich wohl, denn sie vertragen keinen Sauerstoff, sie sind sogenannte *obligate Anaerobier* (so nennt man im Fachjargon Lebewesen, denen Sauerstoff schadet und die deshalb nur in Umgebungen wachsen und gedeihen können, in denen es wenig Sauerstoff gibt, zum Beispiel eben in Honig).

Aber Kinder können sich eine Vergiftung mit Clostridiumbotulinum-Bakterien tatsächlich auch anders als durch Honig eingefangen haben. Zum Beispiel können sie sporenhaltigen Dreck verschlucken oder das Nervengift der Bakterien direkt einatmen. Es ist oft schwer zu sagen, was genau Verursacher einer Vergiftung, eines sogenannten *Botulismus*, ist, unter anderem auch deshalb, weil es von der Aufnahme der Sporen bis zum Ausbruch der Krankheit unterschiedlich lange dauern kann. Üblicherweise sind es bei Kindern zehn Tage, bis sich die ersten Symptome zeigen; es können je nachdem, wie viel von dem Gift sie abbekommen haben und auf welche Weise das geschehen ist, aber auch nur wenige Stunden oder ganze zwei Wochen sein, bis Krankheitsanzeichen auftreten. Und wer könnte schon genau sagen, ob es zum Beispiel zwei Wochen zuvor Honig zum Frühstück gab oder das Kind mit Erde oder Staub in Kontakt gekommen ist?

Zudem finden sich die Sporen auch in anderen Nahrungsmitteln, zum Beispiel in Kräutern, Gemüse und Obst. Das *Bundesinstitut für Risikobewertung* rät aus diesem Grund davon ab, Gemüse und Kräuter aus dem eigenen Garten auf Vorrat in Öl einzulegen (beziehungsweise rät es nicht vor dem Einlegen selbst ab, das können Sie gern mit Hingabe praktizieren, sondern vor dem Verzehr der selbst gemachten Spezialitäten). Denn zum einen können Obst, Kräuter und Gemüse eben mit den gefährlichen Sporen belastet sein, zum anderen ist gerade das Einlegen in Öl besonders fatal, weil die Lebensmittel dadurch keinen Sauerstoff mehr bekommen, und das sind just perfekte Bedingungen für Clostridium botulinum, um sich zu vermehren. Die Bakterien sind, wie bereits erwähnt, *anaerob*, das heißt, sie benötigen keine frische Luft (genauer gesagt keine Sauerstoff-Moleküle), und sie fühlen sich sehr wohl, wenn sie unter einer dicken Schicht Öl luftdicht abgeschlossen sind. Selbst das eingelegte Gemüse vorsorglich zu erhitzen bringt Ihnen dann wenig, weil die Sporen widerstandsfähig sind und einen normalen Kochvorgang unbeschadet überstehen können. Durch das Abkochen können Sie vielleicht einen Teil der Sporen erledigen, aber eben nicht alle, und die, die übrig bleiben, lachen sich nur ins Fäustchen bei den läppischen Temperaturen, mit denen Sie da ankommen, denn zum sicheren Abtöten von Clostridium botulinum bräuchten Sie über 120 Grad Celsius, und das schaffen Sie mit einem gewöhnlichen Herd einfach nicht. Das heißt, für Babys gibt es besser keinen selbst gemachten Antipasti-Teller. (Davon würde ich aber auch ohne konkrete Vergiftungsgefahr abraten, denn Babys fehlen nicht nur die Zähne, sondern auch der Sinn für mediterrane Spezialitäten, sie sind eben noch zu wenig Studienrat für Antipasti.)

Und wo wir gerade bei verschiedenen Nahrungsmitteln sind: Haben Sie sich vielleicht schon gefragt, warum ich anfangs geschrieben habe, dass es um die Wurst geht, obwohl das Kapitel doch von Honig handelt? Vielleicht halten Sie mich für einen ungeschickten Autor, der schlecht mit Wörtern umgehen kann, aber gleich werden Sie staunen und vor meiner schriftstellerischen Raffinesse den Hut ziehen, denn tatsächlich geht es in diesem Kapitel vor allem um Wurst.

Anfang des 19. Jahrhunderts hat der deutsche Arzt und Dichter Justinus Kerner zum ersten Mal erkannt, dass eine schwere, oft tödliche Erkrankung nicht bloß zufällig auftritt, sondern mit einem vorangegangenen Genuss verdorbener Blut- und Leberwürste zusammenhängt. Dieser Erkrankung gab man deshalb den Namen *Botulismus*, vom lateinischen Wort für Wurst, *botulus*.

Kerner überlegte, dass hinter Botulismus ein Gift stecken müsste, und er extrahierte aus den Würsten ein Gemisch, das er »Wurstgift« nannte. Er war auf der richtigen Spur. Wie er weitermachte, erscheint zwar aus heutiger Sicht nicht mehr ganz so richtig – er injizierte sich selbst das Wurstgift, entwickelte daraufhin ebenfalls Symptome der Wurstvergiftung und konnte so auf eine wirklich bestechende Art nachweisen, dass er recht hatte und sich in den verdorbenen Würsten tatsächlich ein krank machendes Gift verbarg –, aber es gab zu Kerners Zeit eben noch keine Mikrobiologie; diese Wissenschaft entwickelte sich gerade erst.

Clostridium botulinum

Kerner veröffentlichte seine Erkenntnisse um 1820 in zwei Schriften, zum einen »Das Fettgift oder die Fettsäure und ihre Wirkungen auf den thierieschen Organismus. Ein Beytrag zur Untersuchung des in verdorbenen Würsten giftig wirkenden Stoffes«, zum anderen »Neue Beobachtungen über die in Würtemberg so häufig vorfallenden tödtlichen Vergiftungen durch den Genuss geräucherter Würste«. Das nenne ich einen Titel mit Verve!

Erst über 70 Jahre später fand der belgische Mediziner Emile Pierre Marie van Ermengem heraus, was genau hinter Kerners Wurstgift steckt: Nachdem mehrere Menschen von einem verdorbenen Schinken gegessen hatten und daraufhin schwer erkrankt und einige sogar gestorben waren, untersuchte er Teile des schlimmen Schinkens und konnte daraus zum ersten Mal das Bakterium Clostridium botulinum isolieren – das Bakterium, dessen Sporen sich heute vereinzelt in Honig wiederfinden. Es geht hier also tatsächlich um die Wurst, denn die Vergiftung, die Honig bei kleinen Kindern auslösen kann, ist historisch betrachtet eine Wurstvergiftung.

Wie die Geschichte aus dem 19. Jahrhundert zeigt, können nicht nur Säuglinge, sondern auch Erwachsene an Botulismus erkranken. Selbst heute noch können Sie sich die Vergiftung zuziehen, zum Beispiel wenn Sie selbst hergestellte Fleisch- und Fischkonserven essen. Das Risiko für Kinder ist hier wahrscheinlich gering, denn Selbermachen ist zwar angesagt, aber auch die hippesten Do-it-yourself-Eltern werden wohl eher Adventskalender, Lesezeichen und Türstopper basteln anstatt Fleischkonserven (wäre aber mal was anderes, nur falls Sie für den nächsten Basar im Kindergarten Inspiration brauchen!), und selbst wenn Sie doch auf die Idee kommen, Wurst herzustellen und selbst in Konserven zu verpacken, werden Sie den Inhalt der Konserven wahrscheinlich nicht auf den Speiseplan für Ihre Säuglinge setzen.

Bei industriell hergestellten Konserven müssen Sie sich übrigens keine Gedanken machen, denn die Lebensmittel darin sind in der Regel so stark erhitzt, dass die gefährlichen Gifte unschädlich gemacht wurden und die Bakterien und ihre Sporen abgestorben sind.

Da das Nervengift von Clostridium botulinum auf mehreren Wegen in den Körper gelangen und Botulismus hervorrufen kann, unterscheidet man verschiedene Formen der Krankheit. Man kann mit Gift belastete Nahrungsmittel essen, zum Beispiel Konserven und Geräuchertes, dann spricht man vom *Nahrungsmittelbotulismus*. Die Bakterien, die das Gift produzieren, können auch eine Wunde besiedeln, das ist dann *Wundbotulismus*. Und es kann passieren, dass sich die Bakterien im Darm niederlassen, das nennt man dann *Säuglingsbotulismus*, weil es so gut wie nur bei Säuglingen vorkommt. Wundbotulismus wurde übrigens zuletzt vermehrt bei Heroinabhängigen im Vereinigten Königreich und in Irland beobachtet.

Halten wir fest: Babys dürfen keinen Honig essen (das heißt: sie dürfen auch keinen Tee trinken, der mit Honig gesüßt ist!), sie dürfen übrigens auch nicht mit Ahornsirup gefüttert werden, denn der birgt das gleiche Vergiftungsrisiko wie Honig, und (sicherheitshalber erwähne ich es doch noch mal, nur für alle Fälle) sie dürfen kein selbst in Öl eingelegtes Gemüse und keine selbst hergestellten Fleisch- und Fischkonserven verspeisen.

Das klingt nun alles recht dramatisch – Botulismus ist auch wirklich gefährlich und kann tödlich enden –, aber man muss festhalten, dass die Erkrankung in Deutschland nur überaus selten auftritt: Dem *Robert-Koch-Institut* wurden von 2001 bis 2014 nicht mehr als 24 Fälle pro Jahr gemeldet, und davon handelte es sich im gesamten Zeitraum, also in den ganzen 14 Jahren, insgesamt nur acht Mal um Säuglingsbotulismus.

In den USA gibt es rund 110 Erkrankungen pro Jahr, wobei übrigens nur in 15 Prozent der Fälle Honig als offensichtlicher Grund für die Vergiftung ausgemacht werden kann und in den verbleibenden 85 Prozent unklar ist, woher die Bakteriensporen kommen; sie könnten zum Beispiel vom Dreck und Staub nahe gelegener Baustellen oder viel befahrener Straßen stammen. Botulismus ist also recht selten. Und wird er schnell und professionell behandelt – die Patienten werden in der Regel auf der Intensivstation überwacht und, wenn nötig, bei Atmung und Ernährung unterstützt, und gerade für Säuglinge gibt es ein Gegengift, ein sogenanntes *Botulinum-Immunglobulin* –, so liegt die Überlebensrate bei nahezu 100 Prozent.

Trotzdem ist Botulismus eine gefährliche Erkrankung für Säuglinge. 2016 bekam ein Glas »Echter Deutscher Honig« von der Zeitschrift *Öko-Test* einen Punktabzug in der Bewertung, weil auf dem Glas nicht vor der Botulismus-Gefahr gewarnt wurde. Darüber empörte sich der *Deutsche Imkerbund* und verwies darauf, dass es keine gesetzliche Vorgabe gibt, eine solche Warnung anzubringen, und es mündige Bürger doch wissen sollten, dass kleine Kinder keine rohen Nahrungsmittel zu sich nehmen dürfen.

Was Deutschland betrifft, haben die Imker vermutlich recht, es scheint insbesondere allseits bekannt zu sein, dass Babys keinen Honig essen dürfen. In anderen Teilen der Welt sieht es aber anders aus. In Asien ist es zum Beispiel gang und gäbe, Neugeborenen noch vor der ersten Milch puren Honig oder eine Honig-Kräuter-Mischung zu verabreichen. Eine Untersuchung aus Pakistan zeigt, dass dort rund 16 Prozent aller Neugeborenen Honig bekommen, oft veranlasst von älteren Familienmitgliedern. Eine ähnliche Studie aus Indien ergab, dass die meisten Mütter und Großmütter darauf vertrauen, ein Baby kurz nach der Geburt erst einmal mit Honig zu füttern.

Übrigens liest man im Zusammenhang mit Botulismus hin und wieder, kleine Kinder dürften keinen »Bienenhonig« essen. Da frage ich mich: Gibt es denn überhaupt anderen Honig? Einen, der nicht von Bienen ist? Zum Beispiel von Wespen oder Hummeln? Oder von Amseln? Oder Dachsen? Ist mir vielleicht eine exquisite Köstlichkeit entgangen, und echte Kenner frühstücken ausschließlich Dachshonig und rümpfen die Nase über den ordinären Bienenhonig? Ich habe noch nie davon gehört, und selbst wenn es so ein Nahrungsmittel gäbe, dürfte es nicht »Honig« heißen, denn die *Honigverordnung* der Bundesrepublik Deutschland von 2004 definiert ganz klar: »Honig ist der natursüße Stoff, der von Honigbienen erzeugt wird«. Damit wäre das geklärt! Es gibt allerdings ein Zuckergemisch, das früher mal *Kunsthonig* genannt wurde, doch schon seit vielen Jahren ist dieser Name verboten, und das Gemisch kann man nur noch unter dem deutlich weniger schillernden Namen *Invertzuckercreme* kaufen.

Das Gift, das die Bakterien der Art Clostridium botulinum produzieren und das Botulismus verursacht, heißt übrigens *Botu-*

linumtoxin. Es ist das giftigste Gift der Welt, es ist noch tödlicher als *Sarin* (das zwischen 1930 und 1940 als Kampfstoff entwickelt und unter anderem 2013 im Syrienkrieg eingesetzt wurde), es ist tödlicher als *Rizin* (das eine US-Schauspielerin 2013 per Post an den damaligen Präsidenten Barack Obama und den New Yorker Bürgermeister Michael Bloomberg schickte), tödlicher als das Gift der bunten *Baumsteigerfrösche* (die man

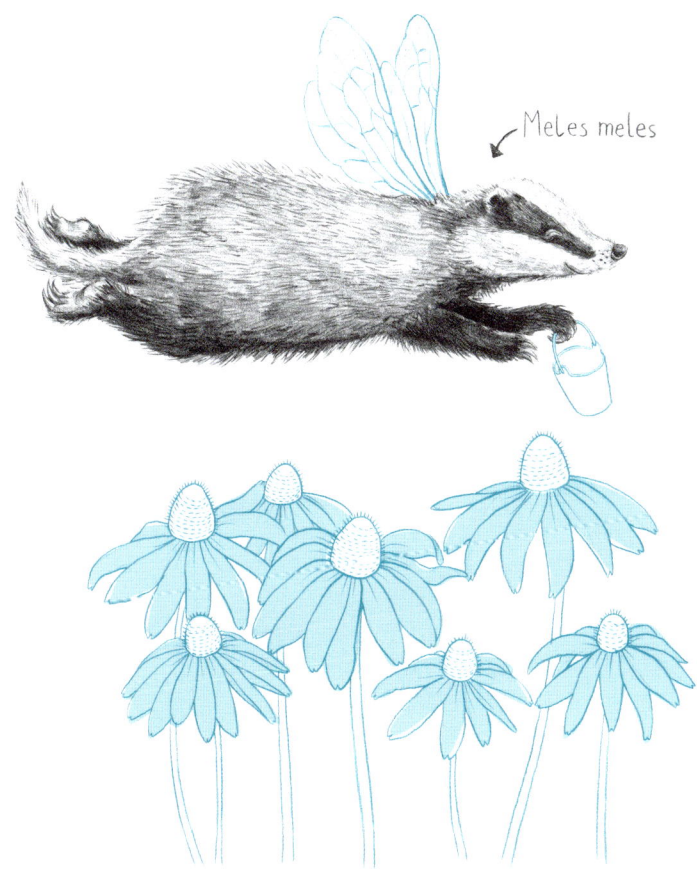

Meles meles

aus naheliegenden Gründen auch *Pfeilgiftfrösche* nennt) und sogar tödlicher als *Polonium* (mit dem 2006 der Putin-Kritiker Alexander Litwinenko ermordet wurde). Schon ein einziges Gramm Botulinumtoxin reicht aus, um mehr als eine Million Menschen zu töten.

Und falls Sie jetzt denken: »Botulinumtoxin ... das habe ich doch schon mal irgendwo gehört!«, so ist das sehr gut möglich: Prominente lassen es sich gern als Antifaltenmittel ins Gesicht spritzen, zum Beispiel unter dem Handelsnamen *Botox*.

Wauwau im Singsang

Wieso sprechen Eltern so seltsam?

Eltern zuzuhören, wie sie *über* ihre Kinder sprechen, ist oft anstrengend: Emily hier, Luca da, Charlotte kann dies, Finn kann das ... Eltern zuzuhören, wie sie *mit* ihren Kindern sprechen, kann hingegen recht unterhaltsam sein. Plötzlich verändert sich ihre Stimme, ihr Tonfall, ihre Aussprache: Sie glucksen, sprechen höher und melodischer als sonst, und es klingt beinahe so, als spräche auf einmal eine andere Person in einer anderen Sprache aus ihnen, und zwar eine besonders alberne Person in einer besonders singenden Sprache.

Zuerst ist mir das bei meiner Frau aufgefallen, dann habe ich bei der Babygymnastik und im Kindergarten die Ohren gespitzt und festgestellt, dass auch viele andere Eltern für ihre Kinder in diese unnatürliche, auffällige Sprechweise wechseln, aber augenblicklich wieder normal klingen, sobald sie sich Erwachsenen zuwenden. Es ist wirklich verblüffend! Was passiert da? Was genau ist an der Sprache der Eltern anders als sonst? Und warum machen die Eltern das?

Dass Eltern mit ihren Kindern seltsam sprechen, ist nicht nur mir aufgefallen, sondern auch einigen Wissenschaftlern; es gibt sogar ein Fachwort dafür: *infant-directed speech*, was man gut mit »kind-gerichtete Sprache« übersetzen kann. Manchmal sagt man auch schlicht *babytalk* beziehungsweise »Babysprache«. Ich bilde es mir also nicht ein oder habe durch Zufall mit besonders seltsam sprechenden Eltern zu tun, sondern es ist ein Phänomen, das man bei vielen Menschen beobachten kann und das Wissenschaftler schon seit etwa Mitte des 20. Jahrhunderts fasziniert untersuchen.

So wissen wir inzwischen genau, wie sich kind-gerichtete Sprache von normaler (das heißt von erwachsenen-gerichteter) Sprache unterscheidet. Zum einen fällt auf, dass Eltern, die mit ihren Babys und Kleinkindern sprechen, einfachere Sätze benutzen und längere Pausen machen. Das allein sorgt allerdings noch nicht für den albernen Klang, der einem bei Eltern-Kind-Sprache auffällt – der entsteht erst dadurch, dass Eltern zusätzlich zu einfacher Grammatik und langen Pausen in einer höheren Tonlage sprechen und ihre Tonhöhe auch stärker variieren. Sie heben und senken die Stimme also krasser als sonst, und das sorgt für einen glucksenden Singsang-Klang. Die höhere und stärker schwankende Tonlage und auch die längeren Pausen beim Sprechen haben Wissenschaftler im Jahr 1989 sowohl bei Müttern als auch bei Vätern festgestellt, und zwar in den Sprachen Französisch, Italienisch, Deutsch, Japanisch sowie bei britischem und amerikanischem Englisch. Die Wissenschaftler haben dabei beobachtet, dass Mütter im Gespräch mit Kindern generell einen größeren Tonumfang benutzen als Väter.

Klingt die Art, wie Amerikaner mit ihren Babys sprechen, auch für Ihre Ohren ein wenig übertrieben und affektiert? Laut der Studie von 1989 ist das kein Wunder, denn es ist nicht nur Ihr persönlicher Eindruck, sondern etwas, das sich objektiv feststellen lässt: Die deutlichsten Veränderungen in ihrer Sprache zeigten in der Studie die Eltern, die amerikanisches Englisch sprachen. Amerikaner überzeichnen ihre Sprache offensichtlich besonders stark, wenn sie sich an Babys wenden.

Die glucksende Eltern-Kind-Sprache ist also messbar anders als normale Sprache. Und sie wirkt auch anders. Australische Forscher haben aufgenommen, wie Mütter zu verschiedenen Zeiten mit ihren Kindern sprechen (bei der Geburt, mit drei Monaten, sechs Monaten, neun Monaten und nach einem Jahr), außerdem haben sie aufgenommen, wie sich die Mütter jeweils mit einem anderen Erwachsenen unterhalten. Diese Aufnahmen haben sie 60 erwachsenen Testpersonen zur Bewertung vorgespielt. Das Ergebnis der Untersuchung war: Wer mit Kindern spricht, klingt für andere Erwachsene freundlich. (Natürlich trifft die Studie nur Aussagen darüber, wie ganz alltägliche, durchschnittliche Eltern-Kind-Sprache für Außenstehende klingt. Mütter beklagen sich bei ihrem Säugling wahrscheinlich hier und da auch mal über eine defekte Rolltreppe, eine übergelaufene Windel, Zoff mit dem Mann oder andere Aufreger aus dem Leben einer Mutter, und dann klingen sie vermutlich nicht ganz so freundlich.)

Noch etwas fällt Wissenschaftlern auf, wenn sie die Eltern-Kind-Sprache analysieren: Eltern sprechen nicht nur höher und singender, sondern auch artikulierter, zumindest klingen ihre Vokale extrem deutlich. Das zeigt eine Untersuchung in den USA, Russland und Schweden, bei der rund 2400 von Eltern gesprochene Wörter am Computer in ihre Einzelteile zerlegt und untersucht wurden. Die Wissenschaftler schließen daraus: Das, was wir Menschen unseren Kindern an Sprache vorsetzen, versorgt die Kinder mit mustergültigen und präzisen Informationen darüber, was die linguistischen Grundbausteine sind, aus denen sich Wörter zusammensetzen. Die glucksende Sprache, die wir plötzlich draufhaben, wenn wir uns an Kinder wenden, scheint also brauchbares Beispielmaterial zu sein, anhand dessen die Kinder lernen können, wie Sprechen funktioniert.

Das klingt plausibel. Wenn man jemandem Schreiben oder Lesen beibringen will, macht man das ja auch mit großen, deutlichen Buchstaben und nicht mit einer handschriftlichen Notiz des Hausarztes, bei der man nicht weiß, wie herum man sie halten soll.

Wie ein Kind Sprache lernt, hängt davon ab, was es an Sprache zu hören bekommt. So lernen Kinder, die sozial isoliert aufwachsen (sogenannte *Wolfskinder* oder *wilde Kinder* wie Mowgli aus dem Dschungelbuch), überhaupt nicht sprechen, gehörlose Kinder auch nicht, während Kinder, die zuhören können, wie um sie herum gesprochen wird, eine Menge Informationen daraus gewinnen.

Studien in verschiedenen Kulturen zeigen, dass Kinder allein durch Zuhören erfassen, welche Laute in ihrer Muttersprache vorkommen und welche von ihnen wie zusammengeschlossen werden, welche Betonungen es gibt, welche Satzmelodie, welchen Rhythmus – und all das, noch bevor sie den Sinn der Wörter, die sie hören, überhaupt verstehen. Zum Beispiel konnte beobachtet werden, dass Kinder in einem Alter von fünf Monaten bereits typische Laute, die sie für eine kurze Zeit gehört hatten, selbst produzieren konnten.

Für das Sprechenlernen ist es also unerlässlich, dass Kinder Sprache hören, und lässt man ihnen die Wahl, dann hören sie tatsächlich lieber die glucksende Spezialsprache als die normale Erwachsenensprache. Das zeigen Vergleiche. Das, was Eltern von sich geben, wenn sie sich mit Kindern unterhalten, ist also besonders einfach und deutlich, es klingt freundlich und ist bei kindlichen Zuhörern beliebt. Wissenschaftler vermuten angesichts dieser Bilanz, dass die seltsame Singsang-Sprache eine maßgeschneiderte, gut geeignete Lernsprache für unseren Nachwuchs ist.

Ob das wirklich so ist, muss man natürlich gezielt untersuchen, denn dass die Singsang-Sprache einfach und deutlich und beliebt ist, ist nicht automatisch Garant dafür, dass Kinder durch sie auch wirklich gut sprechen lernen, selbst wenn es plausibel klingt. Das kennen wir alle aus der Schule: Nur weil ein Lehrer Dinge besonders simpel darstellt, freundlich und beliebt ist, heißt das noch lange nicht, dass man bei ihm auch wirklich gut etwas lernt. Es lohnt also, einmal genauer unter die Lupe zu nehmen, wie Kinder eigentlich sprechen lernen.

Studien konnten tatsächlich zeigen, dass es Kindern beim Sprechenlernen hilft, wenn man mit ihnen langsam und deutlich spricht. Wissenschaftler aus Konstanz haben außerdem herausgefunden, dass Kinder leichter Betonungen wahrnehmen und es besser erkennen, wo ein Wort endet und ein neues beginnt, wenn sie es mit hoch klingenden betonten Silben zu tun haben (wie das erste »Ma« in »Das ist die Mama!«); tief klingende betonte Silben helfen ihnen hingegen nicht (wie das erste »Ma« in »Wo ist die Mama?«).

Zu einem ähnlichen Schluss kommen auch Wissenschaftler der *Carnegie Mellon University* in Pittsburgh. In ihrem Experiment mussten sich Kinder unsinnige Sätze anhören, einige in einer singenden, kind-gerichteten Sprechweise, andere in gewöhnlicher Erwachsenensprache. Die Kinder, die die kind-gerichtete Sprache gehört hatten, konnten Wortgrenzen erkennen und Wörter auseinanderhalten, die anderen nicht. Kind-gerichtete Sprache erleichtert es Kindern also offenbar, im fortlaufenden, zusammenhängenden Sprachfluss Wörter zu trennen.

Sind Eltern beim Sprechen also perfekt darauf abgestimmt, ihren Kindern das Sprechen beizubringen? Es hat den Anschein. Allerdings gibt es auch andere Meinungen. Australische Wissenschaftler vermuten zum Beispiel, dass die kind-gerichtete Sprache einen ganz anderen Zweck erfüllt und es bloß ein glücklicher Zufall ist, dass dabei die Vokale deutlich herauskommen. Sie glauben, dass sich kind-gerichtete Sprache vor allem als Werkzeug entwickelt hat, um mit kleinen Kindern zu kommunizieren, ohne sie zu erschrecken. Wer hohe, piepsige Laute von sich gibt, wirkt kleiner und weniger bedrohlich; tiefe Töne hingegen werden eher als aggressiv empfunden. Das ist nicht nur bei Menschen so, sondern auch im Tierreich. Eltern, die hoch und singend sprechen, wollen sich also womöglich

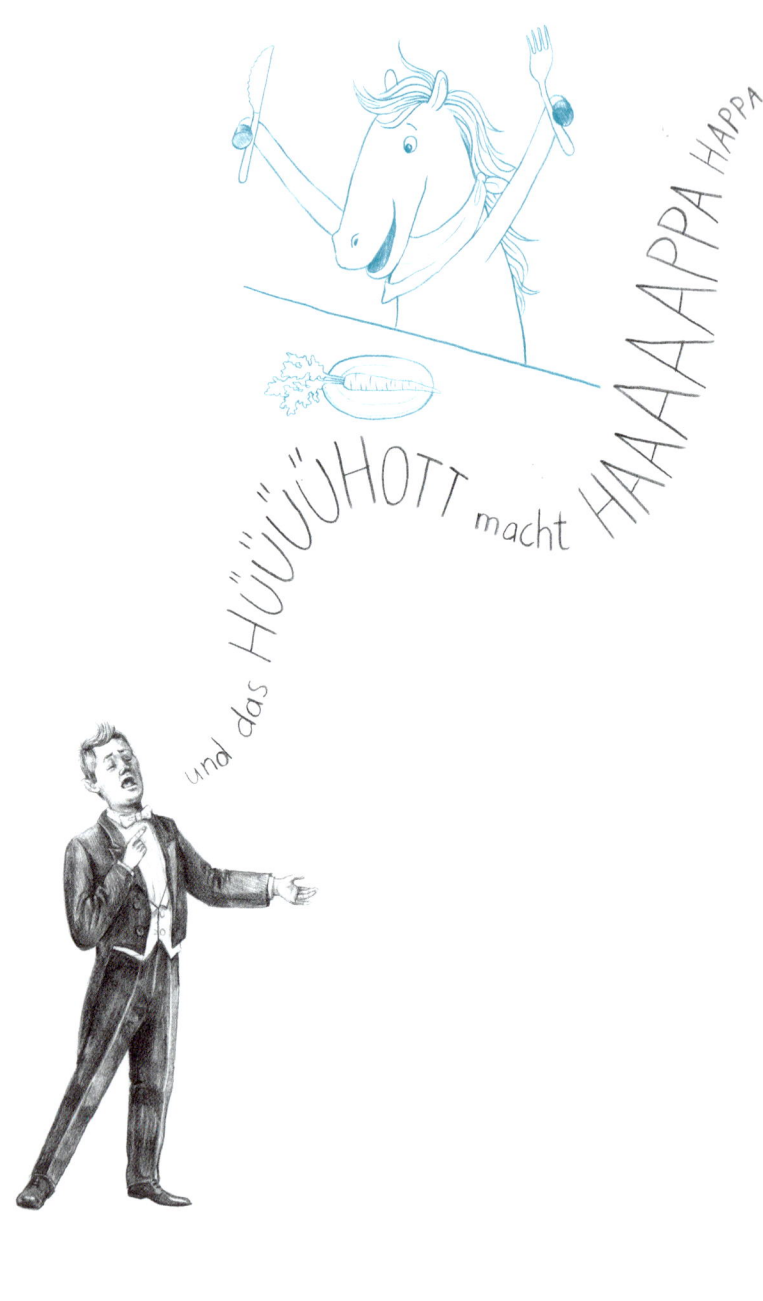

unterbewusst dem winzigen Baby als ungefährlich präsentieren. Außerdem klingen ihre Laute denen ähnlicher, die das Baby selbst produziert; die Eltern klingen sozusagen selbst eher wie kleine Kinder. Einige Wissenschaftler vermuten, dass das der wahre Grund sein könnte, warum Kinder lieber kind-gerichtete Sprache als normale Erwachsenensprache hören: weil ihnen die Laute vertrauter sind und sie womöglich eher glauben, mit ihresgleichen zu tun zu haben.

Es existieren auch noch andere Theorien, weshalb Eltern so komisch mit Kindern sprechen. Kanadische Psychologen schließen aus einer Untersuchung, dass die kind-gerichtete Sprache deutlicher Gefühle ausdrückt als die normale Sprechweise. Sie könnte also dafür gemacht sein, dem Kind Emotionen zu übermitteln, lange bevor das Kind Sprache versteht: Besonders hoch und singend mit einem Kind zu sprechen ist vielleicht besser geeignet, um auf Gemütsregungen des Kindes zu reagieren und sie zu beantworten, als die nüchterne, gehemmte Erwachsenensprache.

Das alles, glauben Forscher, hilft wiederum den Babys: Sie können schon früh auf einer ganz grundlegenden Ebene mit den Eltern kommunizieren und entwickeln ein Sozialverhalten. Dass die Kinder dabei irgendwann auch besser sprechen lernen, könnte reiner Zufall sein, wenn auch ein äußerst praktischer.

Noch etwas ganz anderes ist auffällig an der Art, wie Erwachsene mit Kindern reden: Sie benutzen seltsame Wörter. Sie sagen »Wauwau« statt »Hund«, »Heia« statt »Bett«, »Happa« statt »Essen«, »Tut-Tut« oder »Brumm-Brumm« statt »Auto« und »Hottehüh« statt »Pferd«. Man könnte glauben, die Eltern haben einiges an kognitiven Fähigkeiten eingebüßt. Doch selbst, wenn das nicht der Fall ist und man davon ausgeht, dass die Eltern diese einfachen, lautmalerischen Wörter nur benutzen, um dem Kind entgegenzukommen, ist es fraglich, ob sie dem Nachwuchs damit einen Gefallen tun.

Sollten Eltern einem Kind nicht lieber die richtigen Wörter beibringen statt dieser Fantasielaute, mit denen man in jeder normalen Unterhaltung als dümmlich auffallen würde? (Oder haben Sie schon mal davon gehört, dass in der *Tagesschau* von einem »Brumm-Brumm« die Rede ist, wenn es um Autos geht? Eben!)

Wissenschaftler haben auch das untersucht. Sie nennen die lautmalerischen Babywörter übrigens *Onomatopoetika* (ein tolles Wort für Galgenmännchen!), man kann aber auch – weniger eindrucksvoll, dafür einfacher – von *Lautmalereien* sprechen. Wie immer man es auch nennt, es handelt sich um die direkteste Verbindung von Klang und Bedeutung: Wörter, bei denen man das, was sie aussagen sollen, schon am Klang hören kann. (Ein Onomatopoetikum ist übrigens selbst kein Onomatopoetikum. Oder hören Sie dem Klang dieses Worts etwa an, was es bedeutet?) In vielen Sprachen benutzen Eltern Lautmalereien, also Onomatopoetika, wenn sie mit kleinen Kindern sprechen. Studien zeigen, dass sie die lautmalerischen Ausdrücke parallel zu den richten Wörtern verwenden, also im Alltag zu ihren Kindern beides sagen: »Hund« und »Wauwau«. Im Englischen ist der »Wau-Wau« übrigens ein »woof-woof«, im Japanischen ein »wan-wan«. Eine Studie, bei der Lautmalereien in englischer Sprache untersucht wurden, zeigt, dass Eltern die lautmalerischen Wörter besonders hoch, lang gezogen und mit einem großen Tonumfang aussprechen und gerne auch wiederholt und als isolierte Äußerung, ohne ein weiteres Wort; sie sprechen sie also ganz anders als normale Wörter. Fachleute sagen dazu: »Die Onomatopoetika werden prosodisch auffälliger realisiert.« Da wundert es einen auch nicht, dass unter den ersten Wörtern, die Babys von sich geben, viele Lautmalereien vertreten sind, wie Untersuchungen zum Beispiel für das Spanische, das Englische und das Deutsche zeigen. Babys plappern die lautmalerischen Fantasiewörter wie »Wau-Wau« und »Tut-Tut« also offenbar gern nach.

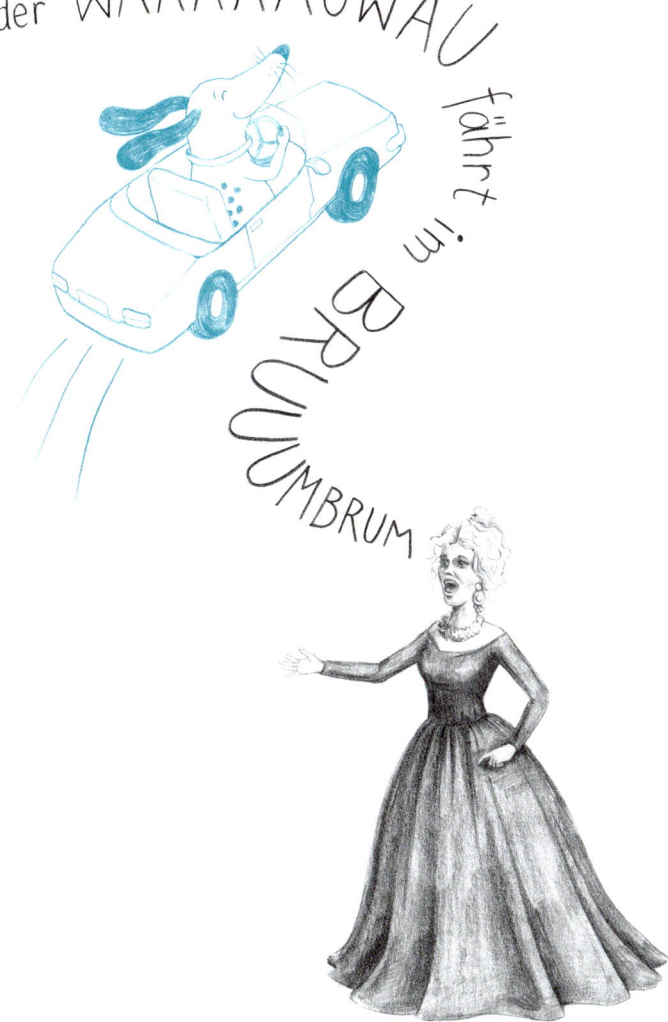

Ich selbst versuche, solche Wörter zu vermeiden, wenn ich mit Kindern spreche, weil ich ihnen von Anfang an die richtigen Begriffe beibringen möchte. Vielleicht liegt es an einem traumatischen Erlebnis in meiner eigenen Kindheit. In meiner Familie wird die Geschichte erzählt, dass mir meine Großmutter, als ich ein oder zwei Jahre alt war, beigebracht hat, »Tutu« zu sagen, wenn ich Durst hatte. Davon wusste außer der Großmutter aber niemand, und so ist es angeblich zu einem dramatischen Nachmittag im Kindergarten gekommen: Ich saß im Sandkasten in der sengenden Sonne und habe immer wieder »Tutu« gerufen, worauf die Erzieherinnen lediglich antworteten: »Ja, tuut-tuut, so macht das Auto.« Ich kann mich natürlich selbst nicht daran erinnern, aber als meine Eltern mich Stunden später abgeholt haben, fanden sie mich angeblich halb verdorrt und mit letzter Kraft »Tutu« vor mich hin murmelnd im Sandkasten vor. Eine solche Erfahrung als halbe Mumie möchte ich anderen Kindern ersparen. Vielleicht meide ich beim Sprechen mit kleinen Kindern lautmalerische Wörter auch deshalb, weil ich es mir hinderlich vorstelle, zuerst eine alberne Babysprache zu lernen, die später mühsam wieder umgelernt werden muss.

Aber ist es wirklich hinderlich? Schadet es tatsächlich, in Gegenwart eines Kindes zu einem Hund »Wau-Wau« zu sagen? Interessanterweise gehen Experten nicht davon aus, im Gegenteil: Sie nehmen sogar an, dass lautmalerische Wörter Kindern beim Sprechenlernen helfen, weil es einfacher zu sein scheint, Wörter zu lernen, bei denen Klang und Bedeutung zusammenhängen. So erkannten englische Kinder im Alter von zehn und elf Monaten bei einer Worterkennungsstudie auf einem Bild eher einen Hund, wenn sie nach einem »woof-woof« gefragt wurden, als wenn sie nach einem »doggie« Ausschau halten sollten.

Es hätte unserem Kind also womöglich beim Sprechenlernen geholfen, wenn wir Lautmalereien wie »Wau-Wau« und

»Tut-Tut« benutzt hätten. Das wussten wir damals aber noch nicht. (Dafür haben meine Frau und ich inzwischen einige Fantasiewörter, die unsere Tochter während des Sprechenlernens gesagt hat und die wir witzig fanden, in unseren eigenen Wortschatz übernommen, wie zum Beispiel »Noinu« für Katze und »Nin-Nin« für Käse. Ist dieses Phänomen wohl auch schon wissenschaftlich untersucht worden: Also dieses Mal nicht, wie ein Kind durch Kontakt mit seinen Eltern sprechen lernt, sondern wie sich andersherum der Wortschatz der Eltern durch den Kontakt mit ihrem Kind verändert?)

Die seltsame Art, wie Erwachsene mit Kindern sprechen – höher und melodischer –, ist übrigens nicht nur unterhaltsam, wie ich anfangs geschrieben habe, sondern manchmal auch beängstigend, nämlich dann, wenn man sie zum ersten Mal bei sich selbst bemerkt. Ich finde diese Sprechweise bei anderen Eltern albern und nervig, spreche aber, so wurde mir gesagt, allen Bemühungen zum Trotz oft selbst so, wenn ich mich an ein Kind wende. Es scheint tief in uns Menschen verwurzelt zu sein, mit Kindern so komisch zu reden. Aber ist das andererseits nicht auch genial? Wir können mit ihnen auf eine ganz elementare Weise kommunizieren, und wir nutzen diese Möglichkeit automatisch und unbewusst. Was wir dabei von uns geben, mag zwar einfältig klingen, aber es scheint nach allem, was wir heute wissen, ein ausgeklügeltes und vielseitiges Kommunikationsprotokoll zu sein, eine ureigene Geheimsprache, um mit kleinen Kindern in Kontakt zu treten, um ihre Aufmerksamkeit zu gewinnen, um die soziale Beziehung zwischen ihnen und uns auszubauen und zu hegen und um ihnen beim Verstehen und beim Sprechenlernen zu helfen. Das ist doch grandios!

Die Art, wie Erwachsene mit Kindern sprechen, kennen Wissenschaftler übrigens auch aus anderen Situationen. So ähnlich klingen Erwachsene ebenfalls, wenn sie mit Menschen reden, die ihre Sprache nicht gut beherrschen, wenn sie am Bildschirm mit einem Avatar sprechen oder wenn sie sich mit Papageien unterhalten. Offensichtlich besitzen wir ein Gefühl dafür, wann uns unser Gegenüber nicht gut versteht, und passen unsere Sprechweise automatisch an.

Spannenderweise funktioniert diese automatische Anpassung der Sprechweise – langsamer, deutlicher und höher – nur, wenn wir glauben, dass sie etwas bringt. In Experimenten zeigte sich zum Beispiel, dass Menschen keine auffallend deutliche Aussprache an den Tag legen, wenn sie sich mit Katzen oder Hunden unterhalten. Im Gegensatz zu Papageien scheinen wir unseren vierbeinigen Freunden wohl nicht zuzutrauen, auch nur ein Wort von dem zu verstehen, was wir von uns geben, selbst dann nicht, wenn wir die einfache, freundliche Spezialsprache nutzen.

Etwas Ähnliches kann man beobachten, wenn Erwachsene mit Kindern sprechen, die Schwierigkeiten haben, Sprache zu verstehen, zum Beispiel aufgrund von Gehörschäden oder kognitiver Beeinträchtigungen. Die Erwachsenen sprechen mit ihnen nicht außergewöhnlich deutlich. Wissenschaftler schließen daraus, dass wir unterbewusst in die kind-gerichtete Sprechweise verfallen, wenn wir glauben, dass es dem Baby hilft, und dass wir es sein lassen, wenn wir nicht davon ausgehen. Das klingt hart, oder? Aber vielleicht ist es das gar nicht, vielleicht ändern wir unser Verhalten auf eine andere Weise, die sich im konkreten Fall besser eignet, die Aufmerksamkeit des betreffenden Kindes auf sich zu ziehen.

Ich muss hier übrigens ein bisschen Haare spalten, bevor mir entrüstete Wissenschaftler aufs Dach steigen. Weiter oben habe ich gesagt: Wenn Erwachsene mit Kindern sprechen, »klingen ihre Vokale extrem deutlich«. Dieser Satz wirkt ein bisschen ungelenk, fast so, als hätte ich ihn mit mäßigem Talent aus einer anderen Sprache übersetzt, und eigentlich hätte ich auch lieber geschrieben: Wenn Erwachsene mit Kindern sprechen, »sprechen sie Vokale besonders deutlich aus«. Das wäre aber falsch gewesen, zumindest nach Ansicht einiger Wissenschaftler der *Western Sydney University*. Sie weisen darauf hin, dass sie bei ihren Untersuchungen keinerlei Hinweise darauf entdeckt hätten, dass die Vokale in der kind-gerichteten Sprache besonders deutlich ausgesprochen werden, das heißt, dass sie überartikulierte Versionen der gewöhnlichen Vokale sind. Die Bewegungen von Zunge und Lippen unterscheiden sich nach ihren Untersuchungen nur geringfügig von denen bei erwachsenen-gerichteter Sprache, können also nicht dafür verantwortlich sein, dass kind-gerichtete Sprache so anders klingt. Deshalb, warnen sie, darf man hier nicht von *Überartikulation (hyperarticulation)* sprechen, sondern höchstens von *Überakustik* (*hyper-acoustics*, was man keinesfalls als *Hypakusis* übersetzen darf, das ist nämlich das Fachwort für Schwerhörigkeit). Es ist eben nur ein besonders deutlicher Klang und keine besonders deutliche Aussprache.

Ich kenne die Begrifflichkeiten nicht und bin Laie, aber ich finde das ziemlich kurios und frage mich schon: Wenn die besonders deutlich klingenden Vokale nicht besonders deutlich artikuliert wurden, wo kommen sie denn dann bitte schön her? Die Frage ist nicht schlecht, oder?

Die Wissenschaftler aus Sydney haben festgestellt, dass der einzige nennenswerte Unterschied im Sprechapparat zwischen kind-gerichteter und erwachsenen-gerichteter Sprache die Länge des sogenannten *Vokaltrakts* ist. Der Vokaltrakt ist das Fachwort für alles am Sprechapparat, was sich oberhalb der Stimmlippen befindet. Bei Müttern, die mit ihren Kindern sprechen, ist dieser Vokaltrakt kürzer, weil sie den Kehlkopf stärker anheben. Ist das nicht faszinierend, was da im Schlund einer Mutter so abgeht?

Derartige Erkenntnisse gewinnen Forscher übrigens nur mithilfe spezieller Messmethoden, schließlich sprechen wir Menschen ja nicht mit so weit aufgerissenem Mund, dass man dabei von außen die Bewegungen der Zunge und des Kehlkopfs beobachten kann. (Und selbst wenn man das könnte, reichte es für eine seriöse wissenschaftliche Untersuchung nicht aus, denn von außen in den Schlund zu spähen ist einfach nicht präzise und objektiv genug.) Mit einem speziellen Klebstoff befestigen sie der Person, deren Sprechbewegungen sie untersuchen wollen, kleine Sensoren auf der Zunge und den Lippen, die etwa so breit wie eine Erbse und so flach wie eine Münze sind. Mit diesen Sensoren können sie die Bewegungen von Lippen und Zungen millimetergenau nachverfolgen. Außerdem befestigen sie dann noch ein paar Sensoren an Stellen, die sich beim Sprechen nicht bewegen, zum Beispiel auf dem Zahnfleisch oder hinter den Ohren. Damit zeichnen sie Kopfbewegungen auf, die nichts mit Sprechen zu tun haben, um sie später aus den Messdaten der Mund-Sensoren herauszurechnen, denn sie interessieren sich schließlich einzig und allein für den Bewegungsablauf, der entscheidend fürs Sprechen ist. Zu guter Letzt kleben sie noch ein paar Sensoren an einer Art Geodreieck fest, um die Bewegungen verschiedener Personen miteinander vergleichen zu können, unabhängig davon, wo die sich bei den einzelnen Messungen nun genau befinden. Das Verfahren nennt man *elektromagnetische Artikulografie*. Toll, oder?

Für die Person, der die Sensoren aufgeklebt werden, ist die elektromagnetische Artikulografie allerdings nicht so toll, vermute ich. In einer Arbeit beschreiben die Forscher nämlich, wo genau auf der Zunge der Studienteilnehmer die Sensoren befestigt werden sollen: Man solle einen der Sensoren so weit hinten wie möglich platzieren, ohne dass es dem Teilnehmer unangenehm ist. Ich stelle es mir jedoch ziemlich schwierig vor, diesen Punkt zu finden, ohne nicht wenigstens einmal zu weit hinten gestochert zu haben. Leider berichten die Forscher in ihrer Arbeit nicht, wie viele Mütter beim Aufkleben der Zungensensoren würgen mussten und ihnen daraufhin auf den Schoß gespuckt haben. Das hätte ich interessant gefunden.

Auf allen vieren
Was passiert,
wenn Babys nicht krabbeln?

In den ersten Lebensmonaten wirkt ein Baby wie ein kleiner, träger Wurm: Es liegt herum und macht nicht viel. Dann aber passiert innerhalb kurzer Zeit eine beeindruckende Verwandlung: Das Baby lernt zu krabbeln. Es ist ein faszinierender Prozess. Das Kind liegt auf dem Bauch, es hält den kleinen Kopf angestrengt in die Höhe, wackelt mit der Hüfte, windet sich hin und her, kippt immer wieder auf den Rücken und dreht sich zurück, es strampelt, es drückt die Arme durch, es hebt den Po – bis es sich auf einmal, anscheinend selbst ein bisschen verblüfft, auf allen vieren befindet, die Beine angewinkelt unter dem Bauch. Es wippt vor und zurück, knickt unter seinem eigenen Gewicht ein, drückt sich wieder hoch, stützt sich auf die Ellenbogen, stößt sich mit Füßen und Knien ab, schiebt sich nach vorn – und plötzlich hat es eine Babylänge zurückgelegt. Es ist das erste Stück gekrabbelt!

Es ist ein Kraftakt, eine gewaltige Anstrengung, eine enorme Geduldsprobe, und es ist eindrucksvoll zu sehen, wie das Kind sie meistert, wie es mit der Schwerkraft und dem eigenen Körper ringt und schließlich durch langes, hartes Training vom trägen Wurm zum flinken Krabbelkind wird.

Krabbeln ist für das Kind ein spektakuläres neues Feature, eine sensationelle Errungenschaft, es ist der Beginn eines ganz neuen Abschnitts – und zwangsläufig ist es das auch für die

Eltern: Es ist ein Höhepunkt im neuen Leben, wenn das eigene Kind lernt zu krabbeln.

Wie wichtig und bedeutend das Krabbeln ist, zumindest für die Eltern, kann man oft in der Krabbelgruppe beobachten. Hier treffen sich Eltern und Babys im ersten Lebensjahr zum Spielen; weil die Babys anfangs jedoch wenig können, vor allen Dingen nicht spielen, und deshalb nur herumliegen und gucken (einige schlafen auch, weinen oder füllen ihre Windel, wenn sie denn eine tragen), ist die Krabbelgruppe erst einmal eine Gesprächsrunde für Eltern, in der sie sich mit anderen über den neuen, aufregenden Familienalltag austauschen.

Doch schnell spüren viele hier schon so etwas wie Konkurrenz, vielleicht sogar Leistungsdruck, denn blöderweise gibt es immer irgendein Baby, das in irgendetwas schon viel besser ist als das eigene, und blöderweise gibt es immer auch irgendwelche dazugehörigen Eltern, die damit angeben. Spätestens, wenn das erste Baby in der Gruppe anfängt zu krabbeln, ist der Wettkampf eröffnet, und Eltern werden ungeduldig, wann denn endlich auch ihr Kind zu krabbeln beginnt.

Diese Beunruhigung kann ich inzwischen gut nachempfinden. Auch ich musste in der Krabbelgruppe mit ansehen, wie mein Kind über Wochen den programmatischen Namen »Krabbelgruppe« ignoriert hat und sich damit zufriedengab, auf dem Bauch zu liegen und die anderen Kinder beim Herumkrabbeln zu beobachten. (Ohnehin war es für mich in der Krabbelgruppe nicht leicht, weil ich oft der einzige Mann in der Runde war, was viele der anwesenden Mütter offenbar verunsicherte. Ich gab mir alle Mühe, auch bei den Gesprächen über Strickjacken und Stillprobleme, über Blasenschwäche, Hautpflege oder die Talfahrt der Brüste etwas Sinnvolles beizusteuern. Das war vielleicht etwas ambitioniert, die Mütter jedenfalls beäugten mich argwöhnisch oder versuchten, die unangenehme Anwesenheit eines Mannes einfach auszublenden.)

Als meine Tochter keinerlei Anstalten machte, in der Krabbelgruppe loszukrabbeln, begann ich mich zu sorgen: Wieso krabbelt das Kind noch nicht? Ist es krank? Sollte ich irgendetwas tun? Braucht es Hilfe? Oder zumindest die motivierende Ansprache eines erfahrenen Vaters, der das Krabbeln schon gemeistert hat, um in der zweiten Halbzeit über sich hinauszuwachsen? Es machten auch allerlei Bedenken und Gerüchte die Runde: Heißt es nicht, Krabbeln sei wichtig für die kindliche Entwicklung? Kinder, die nicht krabbeln, lernten später schlechter sprechen? Hätten Schwierigkeiten beim Lesen, beim Schreiben und beim Rechnen?

Die Sorgen, die Eltern wie mich in solchen Situationen umtreiben, kann vermutlich jeder verstehen. Ein Kind, das nur auf dem Bauch herumliegt, sieht im Vergleich zu anderen, die schon auf Händen und Knien die Welt erkunden, hilflos aus, irgendwie beschädigt. Gerade war man noch der Vater mit dem süßen Baby, jetzt gehörte man schon zur Verlierergruppe, die mit mitleidigen Blicken oder stichelnden Kommentaren bedacht wurde. Ich stellte mir schon vor, wie schlecht mein Kind später in der Grundschule im Rechnen, Schreiben und Lesen ist, nur weil es nicht rechtzeitig krabbeln gelernt hat. Ja, ich stellte mir beinahe schon vor, wie es erst sehr spät Krabbeln und Laufen lernt und womöglich noch am ersten Schultag krabbelt und mit seiner Schultüte auf allen vieren in den Klassenraum kriecht, wie es vielleicht in dreißig Jahren selbst mit seinem Kind in der Krabbelgruppe sitzt und von den dortigen Babys beim Krabbeln überholt wird.

$$\frac{1}{nd_n} \sum_{i=1}^{[n\lambda]} \sum_{j=[n\lambda]+1}^{n} \left(I_{\{x_i \leq x_j\}} - \int_{\mathbb{R}} F(x) dF(x) \right)$$

Doch gerade bei einem so krassen Entwicklungsschritt wie dem Krabbeln ist es für Eltern wichtig, einen kühlen Kopf zu bewahren. Ich habe gemerkt, dass viele Leute konkrete Vorstellungen haben, wie die kindliche Entwicklung abzulaufen hat, und gleichzeitig keinerlei Hemmungen, sie anderen unter die Nase zu reiben. Vor allem im Kreise junger Eltern wird viel besser gewusst, doch man sollte (generell im Leben und insbesondere unter jungen Eltern) nicht alles glauben, was man hört, selbst wenn es plausibel klingt. Denn plausibel heißt nicht unbedingt richtig. Dass Krabbeln irgendwie wichtig ist, das sehen wahrscheinlich alle so. Aber man sollte sich fragen: Was wissen Ärzte und Wissenschaftler denn wirklich sicher übers Krabbeln, und was sind nur Ansichten, Gerüchte und Meinungen? Wie wichtig ist Krabbeln tatsächlich? Und was passiert, wenn Babys es nicht tun?

Bei gesunden Kindern entwickeln sich die *motorischen Fähigkeiten*, das heißt die Fähigkeiten, den Körper gezielt bewegen zu können, in den ersten zwei Lebensjahren rasant. Nach der Geburt können die Kinder so gut wie gar nichts, sie liegen nur da und schaffen es nicht einmal, alleine ihren Kopf zu halten, doch schon nach zwei Jahren stapeln sie Bauklötze zu Türmen und laufen meist schon ganz ohne fremde Hilfe vor irgendeine Tischkante. Vom Herumliegen bis zum eigenständigen Laufen sieht die *Weltgesund-*

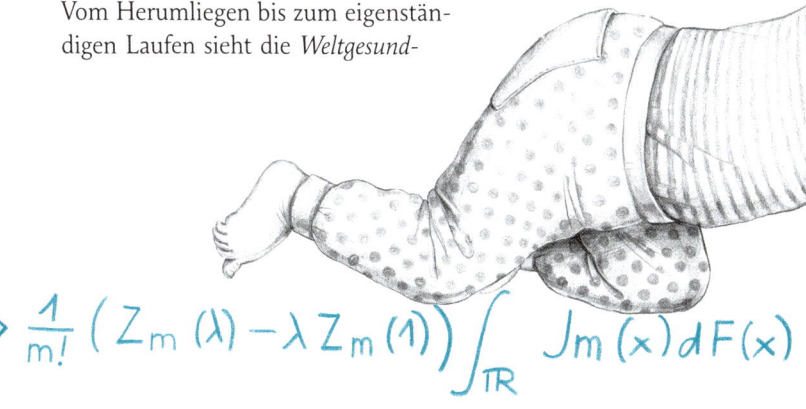

$$\frac{1}{m!}\left(Z_m(\lambda) - \lambda Z_m(1)\right) \int_{\mathbb{R}} J_m(x)\,dF(x)$$

heitsorganisation WHO (World Health Organization) bei Kindern in der Entwicklung sechs Meilensteine:

- Alleine-Sitzen
- Krabbeln auf Händen und Knien
- Stehen mit Festhalten
- Gehen mit Festhalten
- freies Stehen
- freies Gehen

Dass die WHO sechs Meilensteine benennt, bedeutet nicht, dass es nicht mehr gibt. Die sechs Schritte gelten allgemein als essenzielle Etappen bei der motorischen Entwicklung, aber natürlich kann man auch andere Ereignisse im Kalender markieren, die einem bedeutend erscheinen. So haben Wissenschaftler des bayerischen *Staatsinstituts für Frühpädagogik* für eine Elternbefragung eine Liste mit insgesamt 18 Meilensteinen erstellt, unter denen nicht nur das Kopfheben in Bauchlage und das Auf-den-Bauch-Drehen aufgeführt sind, sondern auch wichtige feinmotorische Fertigkeiten, wie einen Gegenstand von der einen in die andere Hand zu übergeben. Eltern, die sich nicht nur für die motorische Entwicklung interessieren, finden sicherlich auch noch andere Ereignisse als Meilenstein notierenswert, zum Beispiel die erste übergelaufene Windel oder den ersten Besuch beim Kindernotdienst.

Dass Kinder ihre motorischen Fähigkeiten nach und nach entwickeln, dürfte niemanden überraschen, schließlich lehrt uns die Erfahrung, dass ein Baby, das nicht mal alleine sitzen kann, selten einfach aufsteht und losläuft. Die Entwicklung vollzieht sich offenbar ganz natürlich in Etappen. Fragt man Eltern im Nachhinein, welche Etappen sie besonders wichtig oder einschneidend fanden, werden die meisten wahrscheinlich nicht »zwinkern« oder »mit den Händen klatschen« sagen, sondern just die nennen, die auf der Liste der Weltgesundheitsorganisation stehen: sitzen, krabbeln, stehen mit Festhalten, gehen mit Festhalten, frei stehen, alleine gehen. Eltern und Experten scheinen sich einig darin zu sein, dass Kinder diese grundlegenden motorischen Fähigkeiten entwickeln. Doch wie genau sieht diese Entwicklung aus? Wann erreichen Kinder die Meilensteine in der Regel? Beziehungsweise gibt es überhaupt eine Regel?

Diesen Fragen sind die Wissenschaftler aus Bayern nachgegangen und haben nach einem Muster gesucht, wann Kinder die verschiedenen Bewegungsformen zeigen. Außerdem wollten sie herausfinden, ob es äußere Umstände gibt, die die Entwicklung der motorischen Fähigkeiten begünstigen oder aber behindern können, also etwa ob es für diese Fähigkeiten eine Rolle spielt, ob das Baby ein Junge oder ein Mädchen ist, ob es Geschwister hat, wie es entbunden wurde, in welchem Ort es aufwächst und so weiter.

Um diese Fragen beantworten zu können, haben sie Eltern gebeten, Fragebögen über sich und ihr Kind auszufüllen sowie wichtige Entwicklungsschritte des Kindes in einem Kalender festzuhalten. Die Daten, die sie dabei gewonnen haben, zeigen vor allem eines, schreiben die Wissenschaftler in ihrer Studie: Es gibt erhebliche Unterschiede, wann Kinder in ihrer motorischen Entwicklung Meilensteine erreichen und wie gut sie die entsprechenden Bewegungen ausfüllen. Mit anderen Worten: Verschiedene Kinder beherrschen Sitzen, Krabbeln, Stehen und Gehen in unterschiedlichem Alter und unterschiedlich gut.

Es ist also erst einmal nicht schlimm, wenn ein Baby irgendetwas gar nicht oder nur unbeholfen macht, was andere Kinder schon bestens beherrschen. Jedes Kind hat offenbar sein eigenes Tempo und seine eigenen Vorstellungen von Qualität. Der Zeitpunkt, wann Kinder krabbeln, ist somit höchst variabel und kann sich von Kind zu Kind gerne mal um ein halbes

Jahr unterscheiden. Eltern sollten also gelassen sein. Während in Villarriba schon gekrabbelt wird, wird in Villabajo eben noch herumgelegen.

Wem das zu schwammig ist, für den haben die Wissenschaftler detaillierte Zahlen veröffentlicht: Kinder krabbeln ihrer Untersuchung zufolge im Schnitt nach 256 Tagen (also etwa nach achteinhalb Monaten). Allerdings gibt es eine große Streuung: Nur 3 Prozent der Kinder krabbeln bereits vor dem 180. Tag (also vor dem sechsten Monat), und nur 3 Prozent der Kinder können es nach dem 375. Tag noch nicht (also nach etwa einem Jahr). Das heißt, grob auf den Punkt gebracht: Die allermeisten Kinder krabbeln nach dem sechsten Monat und vor ihrem ersten Geburtstag.

Hin und wieder habe ich in der Krabbelgruppe übrigens nicht nur den Eindruck

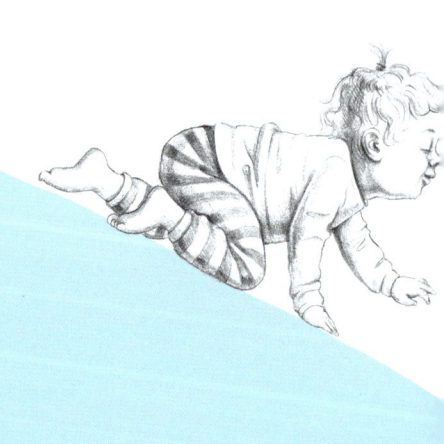

gewonnen, dass meine Beiträge zum Thema Schwangerschaftsstreifen wenig Beifall gefunden haben, sondern auch, dass tatsächlich etwas dran ist an dem Klischee, dass Jungen Draufgänger sind, das Abenteuer suchen und früh davonkrabbeln, während Mädchen lange an Ort und Stelle, das heißt gewissermaßen brav zu Hause bleiben.

Ist es tatsächlich so? Spielt es beim Krabbelnlernen wirklich eine Rolle, ob das Kind ein Junge oder ein Mädchen ist? Wahrscheinlich nicht. Die bayerischen Wissenschaftler konnten in ihrer Fragebogenstudie jedenfalls keine Unterschiede im Entwicklungstempo zwischen den Geschlechtern feststellen.

Die Frage, ob es beim Krabbeln einen Unterschied zwischen Jungen und Mädchen gibt, wurde auch in anderen Studien untersucht. Wissenschaftler von der *New York University* zum Beispiel haben Kinder beiderlei Geschlechts steile und flache Rampen herabkrabbeln lassen und beobachtet, wie gut sie diese Aufgabe meisterten. Vorher hatten sie die Mütter gebeten, die Fähigkeiten ihrer Babys beim Rampen-Krabbeln ein-

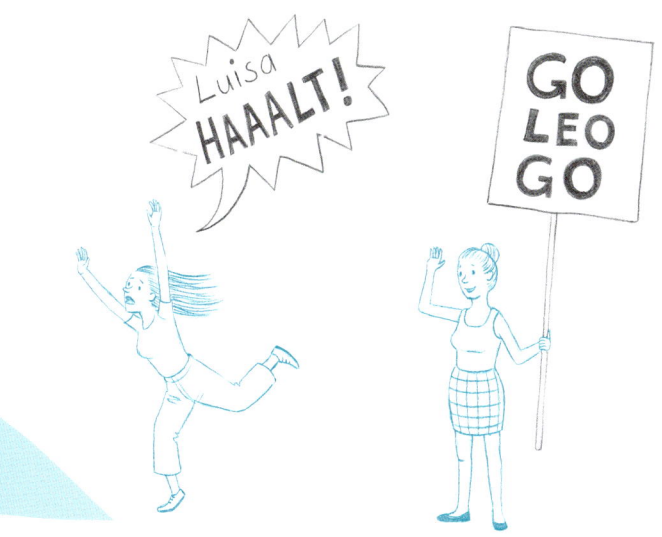

zuschätzen. Bei dieser Untersuchung ist etwas Spannendes herausgekommen: Wenn eine Mutter einen Jungen hat, schätzt sie ihn besser ein, als er tatsächlich ist, wenn eine Mutter ein Mädchen hat, schätzt sie es hingegen zu schlecht ein, zumindest was das Bewältigen einer steilen Rampe betrifft. Mütter trauen ihren Mädchen also offenbar zu wenig motorische Fähigkeiten zu, ihren Jungen dafür aber zu viel. Im Experiment hatte sich allerdings gezeigt, dass sich Mädchen und Jungen beim Bekrabbeln der Rampen gleich gut anstellen.

Die Unterschiede zwischen Jungen und Mädchen sind übrigens nur ein kleiner Aspekt der Rampenstudien. Interessant ist vor allem, dass Kinder die unterschiedlich steilen Rampen verschieden einschätzen: Ob sie es ausprobieren, die Rampe entlangzukrabbeln, oder die Aktion verweigern, hängt vor allem davon ab, wie lange sie schon krabbeln können. Witzig ist, dass Kinder dieses Wissen, was sie sich zutrauen können, völlig über den Haufen werfen, sobald sie auf zwei Beinen unterwegs sind: Erfahrene Krabbler, die gerade noch perfekt einschätzen konnten, welche Anstiege sie schaffen können, stürzen sich als unerfahrene Läufer über die steilsten Rampen. Manche Wissenschaftler sehen darin ein starkes Indiz dafür, dass Höhenangst nicht angeboren ist.

Kinder krabbeln also zu ganz unterschiedlichen Zeiten los, und das Geschlecht spielt dabei keine Rolle. Vielleicht aber etwas anderes? (Womöglich war es meiner Tochter auch einfach nur peinlich, dass ich in der Krabbelgruppe beim Pflichtgesang »Zehn kleine Zappelmänner« kräftig im Bariton mitgebrummt habe, während sich die meisten Mütter darauf beschränkten, stumm die Lippen zu bewegen oder leise an der Grenze zum Ultraschallbereich herumzuhauchen oder zu -fiepen, und sie hat sich vor lauter Scham lieber tot gestellt, als zu krabbeln?)

Die bayerischen Wissenschaftler haben neben dem Geschlecht auch noch andere Faktoren unter die Lupe genommen, und sie kommen zu dem Schluss, dass – anders als häufig angenommen – viele Dinge keinerlei Einfluss darauf haben, wann ein Kind einen Meilenstein in der motorischen Entwicklung erreicht. Es scheint zum Beispiel keine Rolle zu spielen, ob ein Kind Geschwister hat, ob es vaginal oder per Kaiserschnitt geboren wurde und ob es im Tragetuch getragen wird oder nicht. Auch das Alter der Mutter, der Wohnort und die Größe der Wohnung wirken sich laut der Studie nicht auf die motorische Entwicklung aus, nicht einmal, ob das Baby am Babyturnen teilnimmt oder ob es Kontakt zu Gleichaltrigen hat.

In der Untersuchung des Staatsinstituts für Frühpädagogik gibt es – vom Krabbeln abgesehen – einige spannende Erkenntnisse über die Bewegungsmeilensteine, zum Beispiel die, dass zwischen »sich selbstständig aufrichten« und »frei gehen« im Schnitt nur wenige Tage liegen. Sobald es ein Kind also schafft, sich selbstständig aufzurichten, dauert es meist auch nicht mehr lange, bis es die ersten zaghaften Schritte macht.

Dass Kinder krabbeln, scheint sich also irgendwann einfach einzustellen, unabhängig von vielen äußeren Einflüssen. Völlig automatisch passiert es aber nicht, es gibt durchaus Dinge, die sich auf das Krabbeln auswirken. So zeigen Untersuchungen, dass Eltern die motorische Entwicklung mit ihrer Erziehung unterstützen können: Wenden sie sich ihrem Kind zu, geben ihm altersgerechte Anregungen, ermöglichen ihm, sich frei zu bewegen, seine Umwelt zu erkunden und intensiv mit Spielzeug zu spielen, so wirkt sich das positiv auf die Grobmotorik aus. (Allerdings gibt es in der Wissenschaft häufig zwei Seiten einer Medaille, und so ist es auch hier: Wenn Eltern freies Bewegen und Erkunden ermöglichen, fördern sie zwar die Grobmotorik, behindern aber die feinmotorische Entwicklung, die laut Studien eher durch das Gegenteil gefördert wird, nämlich durch wenig Platz zum Herumstromern. Tja, man kann eben nicht alles haben. Sie müssen sich entscheiden!)

Und es gibt natürlich auch Umstände, die sich negativ auf die motorische Entwicklung auswirken können. Wie wohl niemanden überrascht, zählt eine Frühgeburt dazu. Frühchen entwickeln sich generell langsamer. Studien zeigen zum Beispiel, dass sie später laufen lernen als Kinder, die mehr oder weniger zur geplanten Zeit zur Welt gekommen sind. Ebenso wirken sich Komplikationen während der Schwangerschaft und der Geburt unter Umständen negativ auf die motorische Entwicklung aus.

Und auch das Umfeld spielt eine Rolle: Wenn die Schwangerschaft unerwünscht gewesen ist, die Eltern psychische Auffälligkeiten zeigen, wenn sie nur über wenig Bildung verfügen oder dauerhafte Beziehungsprobleme haben, entwickeln sich ihre Kinder oft schlechter.

Negative Einflüsse müssen aber nicht immer dramatisch sein. Australische Physiotherapeuten haben zum Beispiel herausgefunden, dass Kinder, die nicht in Bauchlage gebracht werden, etwa weil die Eltern sie zum Schlafen immer auf den Rücken drehen, Verzögerungen bei der motorischen Entwicklung zeigen. Allerdings wird die Rückenlage seit einiger Zeit von Experten empfohlen, weil sie das Risiko für den plötzlichen Kindstod senkt, und die Verzögerungen bei der motorischen Entwicklung sind auch nur vorübergehend. Die Physiotherapeuten schreiben in ihrer Untersuchung, dass die meisten der betroffenen Kinder letzten Endes zu einer ganz gewöhnlichen Zeit laufen gelernt hätten.

Übrigens bedeuten alle diese Zusammenhänge, die man zwischen äußeren Einflüssen und der motorischen Entwicklung gefunden hat, nicht, dass es immer und überall so ablaufen muss, und es bedeutet auch nicht, dass das eine das andere bedingt. Wenn ein Baby nicht krabbelt, bedeutet das nicht automatisch, dass es nicht ausreichend gefördert wurde, dass die Eltern Beziehungsprobleme haben oder dass das Baby zu früh zur Welt gekommen ist. Generell muss man bei wissenschaftlichen Aussagen dieser Art immer im Hinterkopf behalten, dass sie ein gemeinsames Auftreten von Eigenschaften beschreiben, und nicht einen ursächlichen Zusammenhang.

Es gibt zahlreiche Untersuchungen darüber, wie Kinder sich bewegen. Es scheint ein besonders ergiebiges Forschungsgebiet zu sein. Oder ein besonders einfaches. Wissenschaftler am *Max-Planck-Institut für Intelligente Systeme* in Tübingen haben zum Beispiel zusammen mit schwedischen Psychologen und Schweizer Bioingenieuren genau untersucht, wie Babykrabbeln abläuft. Dazu haben sie Babys insgesamt 18 Reflektoren aufgeklebt – auf Rücken, Kopf, Knie, Handgelenke, Ellbogen, Schultern, Hüfte und Füße – und von jedem Kind 20 bis 40 Krabbelbewegungen über Kameras dreidimensional aufgezeichnet. Sie haben die Messungen anschließend am Computer aufbereitet und ermittelt, wie viele Millisekunden die Schwingbewegungen von Armen und Beinen dauern, wie lange die Standphase ist, wie schnell die Babys vorankommen und vieles mehr. Die Messungen zeigen unter anderem, dass Babys ihre Arme und Beine etwa gleich schnell bewegen, aber dass sie unterschiedlich lange Pausen zwischen den Arm-Bein-Abfolgen machen. Wenn einige Babys schneller krabbeln als andere, liegt das oft also daran, dass sie zwischen den einzelnen Krabbelbewegungen kürzere Pausen einlegen.

Wissenschaftler wissen also, dass manche Kinder früh krabbeln und manche spät, und sie wissen, dass es Umstände gibt, die die motorische Entwicklung unterstützen, einige, die sie stören, und einige, die überhaupt keinen Einfluss haben.

Aber was bedeutet das nun für Eltern, die sich in der Krabbelgruppe Sorgen machen, weil ihr Kind nicht mit den anderen mithalten kann? Schweizer Kinderärzte, darunter der – zumindest unter Eltern – berühmte Buchautor Remo H. Largo, haben in einer Reihe von Langzeitstudien mehr als 700 Kinder von der Geburt bis ins Erwachsenenalter begleitet, um zu untersuchen, wie sie sich entwickeln. Sie haben festgestellt: Krabbeln mag zwar als Meilenstein in der motorischen Entwicklung gelten, aber 13 Prozent der Kinder wissen das offenbar nicht und bewegen sich anders fort. Sie rollen, robben oder rutschen auf dem Po. Nicht zu krabbeln ist also, von einem rein statistischen Standpunkt aus betrachtet, erst einmal nichts Besorgniserregendes, sondern tritt etwa bei jedem achten Kind auf. Und mehr noch, die Schweizer Kinderärzte weisen darauf hin, dass die Art, wie Kinder sich fortbewegen – ob sie nun krabbeln, robben oder sich auf dem Hintern vorwärtsschieben –, keine Auswirkungen auf ihre weitere Entwicklung hat.

Die Liste der Weltgesundheitsorganisation mit den Meilensteinen der motorischen Entwicklung ist demnach keine Checkliste, die vollständig und genau in der Reihenfolge abgehakt werden muss. Die Geschwindigkeit, in der die Entwicklungsschritte stattfinden, schwankt von Kind zu Kind enorm, und es kann durchaus auch vorkommen, dass Kinder die Meilensteine in einer anderen Reihenfolge erreichen oder bestimmte Fertigkeiten wie etwa das Krabbeln einfach überspringen. Variabilität ist Normalität.

Für Eltern, die wissen wollen, ob sich ihr Kind normal entwickelt, und die gleichzeitig die Forschung mit neuen Daten unterstützen wollen, haben Wissenschaftler aus Heidelberg das Onlineprogramm »Milestones of Normal Development in Early Years«, kurz MONDEY, entwickelt. Eltern können hier die Entwicklung ihres Kindes in den ersten drei Lebensjahren begleiten und online eintragen, wann es wichtige Meilensteine erreicht hat. Im Gegenzug erhalten sie eine kurze Rückmeldung über eine

Ampel, ob sich die Entwicklung im Normbereich befindet. Es werden Entwicklungsschritte in den Bereichen Grobmotorik, Feinmotorik, Wahrnehmung, Denken, Sprache, soziale Entwicklung, Selbstregulation und emotionale Entwicklung erfasst. Die Wissenschaftler haben bei ihrem Programm das Krabbeln nicht explizit mit aufgenommen, sondern sprechen von der »Fortbewegung auf allen vieren«, womit auch Robben oder Vorwärtsschieben gemeint sein kann.

Wird das Krabbeln also überbewertet? Dazu gibt es viele verschiedene Meinungen. Dass es wichtig für die kindliche Entwicklung ist, klingt plausibel: Ein Baby trainiert beim Krabbeln seine Muskeln und die Koordination seiner Gliedmaßen, und natürlich entwickelt es sich weiter, wenn es beginnt, sich fortzubewegen, denn plötzlich entdeckt es die Welt um sich herum, es lernt Orte und Objekte kennen und macht Erfahrungen mit Raum, Positionen und Entfernungen. (Dadurch sieht es die Welt tatsächlich anders! Das zeigen Versuche an der *New York University*, bei denen Kinder einen Pfad entlanggelaufen oder -gekrabbelt sind und Wissenschaftler dabei ihre Augenbewegung aufgezeichnet haben.) Und es liegt auf der Hand, dass ein Kind, das nicht nur herumliegt, sondern sich selbstständig fortbewegt, anders mit seinen Eltern interagieren kann, das heißt, dass es sich auch sozial entwickelt. Psychologen aus Kalifornien haben zum Beispiel herausgefunden, dass Laufenlernen einen Einfluss auf das Sprechenlernen hat: Kinder, die laufen können, verstehen mehr und sprechen mehr, unabhängig von ihrem Alter.

Laufenlernen ist übrigens nichts für Weicheier. Amerikanische Psychologen haben ermittelt, dass das durchschnittliche Kleinkind im Alter zwischen zwölf und 19 Monaten pro Stunde etwa 2400 Schritte macht, dabei 700 Meter zurücklegt und 17 Mal hinfällt.

Doch all die Studien zeigen, wenn man es genau nimmt, nur, dass es für die kindliche Entwicklung wichtig ist, sich eigenständig fortzubewegen und Erfahrungen mit der Welt da draußen zu machen – ob nun krabbelnd oder rutschend oder rollend. Dass just das Krabbeln mit späteren Fähigkeiten zusammenhängt, etwa mit Schreiben oder Rechnen, konnten Wissenschaftler bis jetzt nicht sicher nachweisen.

Die Regenbogen-Windel

Weshalb hat Babykacke so viele verschiedene Farben?

Schon ganz kleinen Babys sieht man an, wenn sie mit Stuhlgang beschäftigt sind: Sie pressen mühevoll, das Gesicht verkniffen, der Körper zusammengedrückt und angespannt, sie laufen manchmal sogar rot an vor lauter Anstrengung, und mit einem Mal sind sie wieder ganz entspannt, die Rötung weicht aus ihrem Gesicht, und sie lächeln selig – das Geschäft ist erledigt. Für die Eltern heißt das: Wickeln!

Die unzähligen vollen Windeln gehören zu den vielen Härtetests, die das Leben mit Baby mit sich bringt. Jede Windel ist wie Weihnachten: Man bekommt etwas zum Auspacken, und was drin ist, ist eine Überraschung. Manchmal liegt eine Art Knödel in der Windel, ein platt gedrückter, aber immerhin fester Klumpen, ein Köttel; das ist eine schöne Überraschung. Oft aber ist es auch anders, dann findet sich in der Windel ein brauner, matschiger, übel riechender Fladen, der schon Beine, Po und Genitalien des Babys beschmiert hat, oder in der Windel steht sogar ein See aus flüssiger Kacke; das ist dann eine böse Überraschung.

Eltern müssen sich oft erst an die herausfordernde Aufgabe gewöhnen, andauernd volle Windeln zu wechseln, und vielen fällt das schwer. Im Internet kursieren zum Beispiel durchaus unterhaltsame Videos von Vätern, die beim Wickeln würgen müssen und mit Brechreiz kämpfen. Für den ein oder anderen mag der Umgang mit fremden Exkrementen in der Tat eine

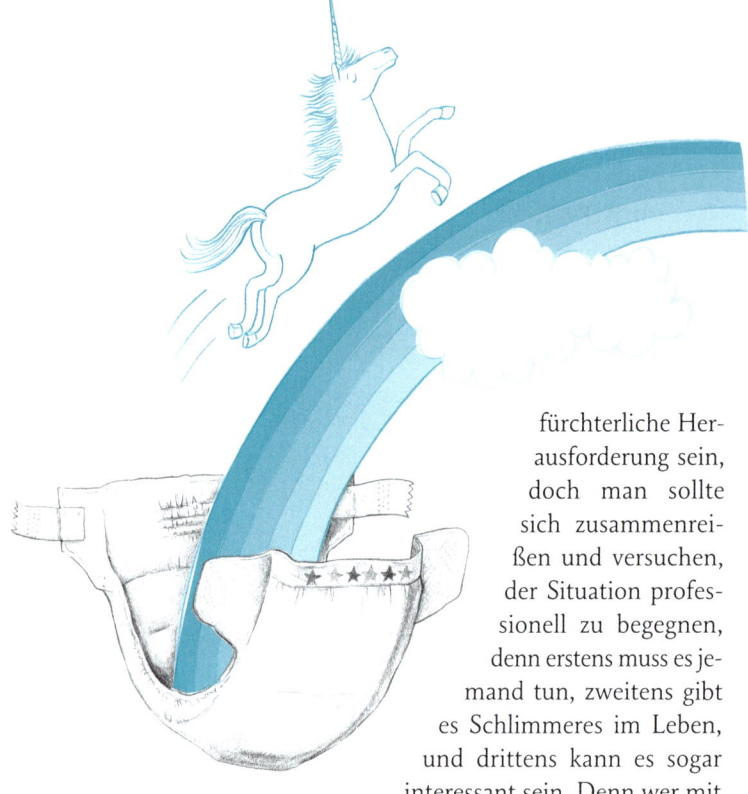

fürchterliche Herausforderung sein, doch man sollte sich zusammenreißen und versuchen, der Situation professionell zu begegnen, denn erstens muss es jemand tun, zweitens gibt es Schlimmeres im Leben, und drittens kann es sogar interessant sein. Denn wer mit Neugier statt mit Ekel in die Babywindel schaut, stellt etwas Verblüffendes fest: Babykot ändert seine Farbe. Das große Geschäft der kleinen Babys ist mal grün, mal schwarz, mal gelb, mal beige, mal orange; in Babywindeln finden sich fast alle Farben des Regenbogens. Woran liegt das? Was passiert da im Babybauch? Und weshalb ist es bei Erwachsenen anders?

Ich übertreibe bei der Formulierung »in Babywindeln finden sich fast alle Farben des Regenbogens« ein bisschen. Ein Regenbogen, der nur aus den Farben von Kinderstuhl besteht, sähe höchstwahrscheinlich nicht fast aus wie ein Regenbogen, sondern ziemlich scheußlich. Erstens wäre er zu dunkel, und zweitens fehlten ihm ziemlich viel Farben: violett, blau, türkis, rot. Wenn ihr Kind diese Farben in der Windel hat, sollten Sie einen Arzt aufsuchen!

Dass sich die Farbe des Babykots beinahe von Windel zu Windel ändert und wir Eltern eine erstaunliche Farbpalette zu Gesicht bekommen, liegt daran, dass das Verdauungssystem des Babys noch nicht ausgereift ist. Es muss sich erst noch entwickeln und ändert sich von Tag zu Tag, und entsprechend ändert sich auch das, was rauskommt.

Das Allererste, was ein Baby aus dem Darm ausscheidet, ist gleich ein Knaller! Wenn man als Eltern nicht gewarnt worden wäre, könnte man glatt beunruhigt sein, denn als Erstes scheiden Babys einen zähen schwarz-grünen Schleim aus. Das passiert in der Regel irgendwann während der ersten zwei Tage. Dieser erste Stuhlgang ist genau genommen kein Stuhlgang, denn das, was dabei ans Tageslicht kommt, ist kein *Stuhl*, das heißt kein Kot oder – wenn das für Sie angenehmer klingt – kein Aa, sondern eine Mischung aus Fruchtwasser, Galle, Haaren und Zellen der Darmschleimhaut. Diese Mischung klingt eklig und nicht ganz ordnungsgemäß, aber es ist völlig normal. Denn wenn ein Kind auf die Welt kommt, ist sein Darm noch ohne Funktion, er verdaut noch nichts, und dementsprechend kommt auch nichts Verdautes heraus, sondern eine heitere Mischung all dessen, was das Kind während seiner Zeit im Mutterbauch heruntergeschluckt hat.

Umgangssprachlich nennt man den Schleim, den Babys als Erstes in die Windel machen, *Kindspech*, was sicher der dunklen Farbe und zäher Konsistenz geschuldet ist. Mediziner sprechen etwas gehobener vom *Mekonium*. Dieser Fachbegriff ist vom griechischen Wort μήκων/mēkōn abgeleitet, und das bedeutet Mohn. Dass es sich nicht um Kot handelt, können auch Laien leicht erkennen: Mekonium ist grün und hat nur einen schwachen Geruch, was für Kot sonst eher ungewöhnlich ist.

So etwas wie das Mekonium wird das Baby nie wieder ausscheiden, denn nun, da es geboren ist und beginnt, Milch zu trinken, nimmt sein Darm die Arbeit auf. Er wird nach und nach von Bakterien bevölkert (die hier gewissermaßen Kost und Logis finden) und verdaut die zugeführte Nahrung. Von jetzt an produziert der Darm (beziehungsweise das Baby) echten Stuhl. Der ist zu Anfang oft noch grün oder gelb, was für uns Erwachsene ungesund aussieht, da wir solche Farben von unseren eigenen Toilettensitzungen in der Regel nicht kennen, doch grüner und gelber Stuhl sind ein Zeichen dafür, dass im Babybauch alles in Ordnung ist: Die Farben zeigen an, dass die Leber ihre Arbeit tut und Galle produziert.

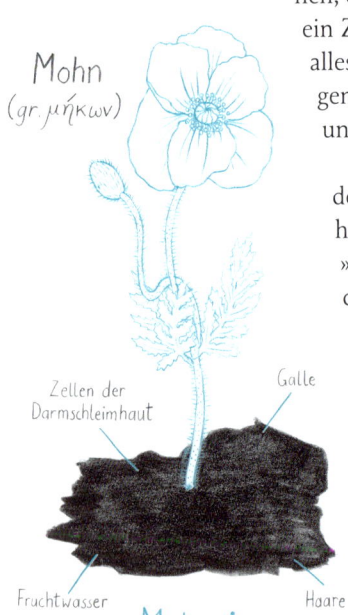

Galle ist eine Flüssigkeit, die in der Leber hergestellt wird und dabei hilft, Fett zu verdauen. (Der Name »Galle« wird in der Umgangssprache allerdings gelegentlich auch für die *Gallenblase* verwendet, in der die Galle gespeichert wird.) Galle färbt den Babystuhl gelb bis grün, grün vor allem dann, wenn sie etwas zu schnell wieder ausgeschieden wird.

Mit der Zeit nähert sich der Farbton der Babykacke dem an,

was wir von uns selbst kennen: Neben dem Schwarz-Grün des Mekoniums und dem Grün-Gelb des gallegefärbten Kots zeigen sich im ersten Lebensjahr in der Windel vor allem Herbsttöne – Gelb, Orange und Braun. Die Farben stammen von unterschiedlichen Darmbakterien. Dass sie immer wieder verschieden sind, obwohl das Baby in den ersten Monaten nichts anderes als Milch zu sich nimmt (und keine abwechslungsreiche Kost, die den Farbwechsel leicht erklären könnte), zeigt an, dass sich im Babydarm eine Menge tut. Hier entsteht ein ganz eigenes Verdauungssystem.

Unser normaler Stuhl ist braun, weil er von Gallenfarbstoffen so eingefärbt wird. Wenn es hier zu Problemen kommt und die Gallenfarbstoffe nicht richtig in den Darm abgegeben werden können, sehen wir das daran, dass der Stuhl seine Farbe verliert und grau-weißlich wird. Damit Eltern das richtig einschätzen, gibt es Stuhlfarbkarten, ähnlich den Farbmusterkarten beim Maler oder Innenarchitekten, auf denen typische und untypische Babystuhlfarben abgedruckt sind (Kurzfassung: gelb, orange, braun, grün – okay; hell, weißlich, grau – eher schlecht).

Ein Baby wächst in der Gebärmutter in einem vergleichsweise sterilen Umfeld heran. Erst wenn es geboren wird, kommt es mit allerlei Bakterien in Kontakt, die sich schlagartig daranmachen, seinen Darm zu bevölkern.

Die Erstausstattung an Bakterien bekommt das Baby dabei bereits während der Geburt mit. Natürlich nimmt es ein paar Bakterien aus seiner Umgebung auf (aus dem Kreißsaal, vom Rücksitz des Taxis, aus der Pommesbude oder wo es halt gerade das Licht der Welt erblickt), doch eine ordentliche Portion bekommt es von seiner Mutter. Eine natürliche Geburt, bei der das Kind durch die Vagina der Mutter hindurch ins Freie geschoben wird, scheint für das Kind eine entscheidende Quelle für wichtige Bakterien zu sein, schreiben kalifornische und skandinavische Biologen, die die Entwicklung des kindlichen Verdauungssystems erforscht haben.

Die Bakterien, die das Kind bei einer solchen *vaginalen Geburt* erhält, rühren erstaunlicherweise aber nicht so sehr von der Vagina der Mutter her, durch die sich das Kind zwängt, sondern es handelt sich eher um Darmbakterien aus den Fäkalien der Mutter, die das Baby über den Mund aufnimmt. Ja, Sie haben richtig gelesen. Und ja, es klingt ungesund. Und ich stimme Ihnen auch zu, wenn Sie finden, dass es sogar ein wenig eklig klingt. Aber gleichzeitig staune ich auch über das, was da vor sich geht; es ist nämlich ein bemerkenswerter, raffinierter, zweckmäßiger Vorgang: Dadurch, dass das Kind bei der Geburt Darmbakterien der Mutter schluckt, bilden sich bei ihm selbst viele verschiedene Darmbakterien. Das Baby erhält von der Mutter gewissermaßen seine individuelle Erstausstattung, den Grundstein für sein ganz eigenes Verdauungssystem. In aller Kürze gesagt: Die Mutter vererbt bei der Geburt einen umfangreichen Satz Mikroben.

Bei Kaiserschnittgeburten sieht diese Bakterienübergabe, wie man erwarten kann, anders aus: Die Babys nehmen weniger Bakterien vom Darm auf. Bei Kaiserschnittbabys ist die Bakterienkolonie im Darm deshalb auch nicht so vielfältig wie bei Babys, die natürlich geboren wurden, und sie ähnelt auch weniger der der Mutter.

Wie sich das Verdauungssystem eines Babys entwickelt, ist aber nicht nur eine Frage der Geburt. Ein internationales Team an Medizinern ist der Frage nachgegangen, wie sich bei Menschen die Darmbakterienkolonie im ersten Lebensjahr ausbildet, verändert und stabilisiert, und hat dazu 98 schwedische Säuglinge untersucht. Die Mediziner haben herausgefunden, dass die Ernährung und insbesondere das Stillen einen enormen Einfluss darauf haben, welche und wie viele Darmbakterien ein Kind mit sich herumträgt. Bei Kindern, die keine Muttermilch mehr zu sich nehmen, lassen sich im Darm vermehrt

Bakterien entdecken, die typisch für Erwachsene sind; im Darm von Kindern, die noch gestillt werden, sind hingegen hauptsächlich Bakterien zu finden, die Milchsäure produzieren, sogenannte *Bifidobakterien* und *Laktobazillen*. Die Mediziner schließen aus dieser Beobachtung: Das Verdauungssystem eines Kindes wird offenbar nicht dadurch erwachsen, dass das Kind irgendwann anfängt, feste Nahrung zu sich zu nehmen, sondern erst dadurch, dass es keine Muttermilch mehr bekommt. Das Füttern des Babys an der Brust scheint also eine bedeutende Rolle zu spielen, wenn es darum geht, das komplexe Ökosystem an Darmbakterien von der Mutter an das Kind zu übergeben, zu formen und weiterzuentwickeln.

Darmbakterien haben es übrigens schwer, sie haben noch immer ein Imageproblem. Was sie tun, wird selten wertgeschätzt, sondern eher verschämt unter den Teppich gekehrt (allerdings nicht im wörtlichen Sinne, will ich hoffen). Verdauen ist in der allgemeinen Wahrnehmung eine vergleichsweise unrühmliche Körperfunktion an einem vergleichsweise schäbigen Ort. Dabei ist Verdauen zum einen ein lebenswichtiger und hochkomplexer Vorgang, zum anderen leisten Darmbakterien noch mehr als das bloße Zerlegen von Nahrung: Sie spielen zum Beispiel bei der Produktion von Aminosäuren und bei der Versorgung mit Vitaminen mit, und sie beeinflussen unser Immunsystem. Man weiß außerdem, dass viele Prozesse, an denen sie beteiligt sind, auch für die gesunde Entwicklung des Gehirns nötig sind, weshalb manche Wissenschaftler vermuten, dass Darmbakterien sogar einen Einfluss auf unser Verhalten haben. Ist das nicht beeindruckend?

Diese hochkomplexe Gemeinschaft an Mikroorganismen, die unseren Darm bevölkert, tut so viele erstaunliche Dinge in unserem Körper und entwickelt sich in den ersten Lebensmonaten praktisch von null an – und wir können diesen großartigen Vorgang von außen daran erkennen, dass sich die Farbe der Babykacke ändert. Zugegeben, man sieht dem Windelinhalt nicht auf den ersten Blick an, dass ein sich gerade entfaltendes, komplexes Ökosystem dahintersteckt.

Natürlich ist es nicht immer komplex und faszinierend, manchmal liegt es auch auf der Hand, warum Babykot so aussieht, wie er aussieht, denn sobald Kinder beginnen, zusätzlich zu Milch auch feste Nahrung zu sich zu nehmen, kann die Farbe ihrer Ausscheidungen oft auch ohne wissenschaftliche Expertise mit dem Speiseplan erklärt werden: Ein Kürbis- oder Möhrenbrei sorgt häufig für einen kräftigen Orangeton, Spinat, Salat und Brokkoli liefern hingegen gern ein dunkles Grün.

Die Entwicklung dieses Ökosystems dauert eine ganze Weile. Ein amerikanisches Forscherteam hat Stuhlproben von rund 530 Menschen untersucht (auch das kann eine erfüllende Tätigkeit sein) und ermittelt, dass sich die Gemeinschaft an Darmbakterien Schritt für Schritt entwickelt, bis sie schließlich in einem Lebensalter von einem bis drei Jahren eine Struktur wie bei einem Erwachsenen erreicht hat. Die Darmentwicklung ist damit abgeschlossen, und das, was das Kind ab da an ausscheidet, ist nicht mehr so bunt wie früher, sondern präsentiert sich meistens in gewöhnlichen Brauntönen, wie bei uns Erwachsenen eben.

Bei manchen chronischen Darmentzündungen ist die Gemeinschaft der im Darm lebenden Bakterien gestört, und es kann helfen, sie durch eine Portion gesunder Darmbakterien wieder aufzufüllen. (So weit klingt das technisch und nüchtern, aber wenn Sie zart besaitet sind und sich bei diesem Kapitel ohnehin schon ekeln, sollten Sie den folgenden Absatz lieber überspringen, denn ich bin im Begriff zu schildern, wie das funktioniert.) Das wird mit einer sogenannten *Stuhltransplantation* gemacht, auch schon bei Kindern. Der Stuhl eines gesunden Spenders wird dazu verdünnt und grob gefiltert und dann dem Patienten übertragen. Er wird zum Beispiel mit einem Schlauch durch den After oder mit einer Nasensonde in den Darm geleitet, kann aber auch in Kapseln gefüllt und heruntergeschluckt werden. Um es für Ärzte und Patienten leichter zu machen, an brauchbaren Spenderstuhl zu kommen, gibt es inzwischen sogar Stuhlbanken.

Sie haben in diesem Kapitel wahrscheinlich gemerkt: Vieles, was gesellschaftlich verpönt ist und über das man höchstens hinter vorgehaltener Hand spricht, ist in der Medizin eine ganz normale Tagesbeschäftigung. So ist die Frage, was es mit der Farbe von Babykacke auf sich hat, unter Kinderärzten keineswegs befremdlich, im Gegenteil, es gibt zahlreiche Forschungsberichte, in denen Wissenschaftler beschreiben, was sie über den Stuhlgang bei Kindern herausgefunden haben – wie oft er auftritt, welche Konsistenz er hat und vieles mehr.

Australische Kinder-Gastroenterologen (das sind Ärzte, die sich auf Magen und Darm bei Kindern spezialisiert haben, und nicht, wie man auch vermuten könnte, Gastroenterologen im Kindesalter) haben zum Beispiel 140 Kinder untersucht, genauer gesagt, sie haben die eher unangenehme Arbeit den Eltern überlassen und ihnen aufgetragen, eine Woche lang Details zum Stuhlgang bei ihren Kindern zu notieren. Die Analyse hat ergeben: Junge Kinder haben öfter Stuhlgang als ältere, und Kinder, die gestillt werden, haben einen weicheren Stuhl als die, die Fertignahrung erhalten. (Die Still-Kinder erledigen zudem öfter ihr Geschäft und auch in einem variableren Rhythmus.) Das bestätigen auch italienische Forscher, die rund 660 Kinder untersucht haben.

Im Jahr 2005 wollte es ein weiteres Forscherteam in Italien noch mal richtig wissen und hat alle Register gezogen: Die Forscher haben knapp 60 Kinderärzte zufällig ausgewählt, verteilt über das ganze Land, und die haben bei insgesamt 2680 Kindern Daten zum Stuhlgang erhoben. Diese große landesweite Kinderkotkontrolle hat ergeben, dass sich die durchschnittliche

Stuhlganghäufigkeit in den ersten zwei Lebensjahren nicht ändert, nach dem zweiten Jahr abnimmt und bis zum zwölften Jahr stabil bleibt. (Was Sie mit diesem Wissen anstellen, bleibt Ihnen überlassen.) Einen Unterschied zwischen Mädchen und Jungen haben die Ärzte dabei nicht erkennen können.

Die Auswertung ergab auch: Je seltener Kinder Stuhlgang hatten, desto härter war ihr Kot, desto länger hat das Geschäft gedauert, und desto häufiger war es auch schmerzhaft. Die Ärzte haben darüber hinaus noch einen ziemlich skurrilen Zusammenhang entdeckt: Je mehr Personen in einem Haushalt lebten und je mehr Räume es dort gab, desto seltener hatten die Kinder Stuhlgang. Und natürlich haben die Ärzte auch untersucht, wie sich Erkrankungen auf das große Geschäft auswirken, es waren immerhin Mediziner: Bei Kindern mit Beschwerden rund um den Enddarmbereich (wie eingerissener Schleimhaut, Entzündungen, Abszessen oder Hämorrhoiden) haben sie seltener Stuhlgang beobachtet als bei gesunden Kindern. Und wenn die Eltern bereits an Verstopfung litten, zeigte sich auch bei den Kindern, unabhängig vom Alter, deutlich seltener Stuhlgang. (In dem Artikel steht nicht direkt, dass schon die Eltern an Verstopfung litten, sondern es wird die schmeichelhafte Formulierung »positive history of constipation« verwendet. Ich tue mich mit der Übersetzung etwas schwer und sage lieber das, was es meint, denn wer kann schon auf eine »positive Verstopfungsgeschichte« zurückblicken?)

Wie Sie sich denken können, interessieren sich Wissenschaftler nicht nur für den Kot von Babys, sondern finden Ausscheidungen generell spannend, von Menschen wie von Tieren, schließlich verraten Stuhlproben zum Beispiel, ob ein Mensch bestimmte Krankheiten hat oder hatte, wie unsere Vorfahren gelebt haben, was ein wildes Tier frisst und wie sich inzwischen ausgestorbene Tierarten ernährt haben. Auf all das kann man sich als Biologe oder Mediziner spezialisieren. Das entsprechende Fachgebiet, in dem es um die Untersuchung von Exkrementen geht, heißt *Koprologie*. Versteinerte Exkremente, das heißt Fossilien, nennt man *Koprolithen*. (Wenn jemand stolz berichtet, er habe Fossilien ausgegraben, muss das also nicht in jedem Fall bedeuten, dass er ein Dinosaurierskelett gefunden hat, es kann auch ein versteinerter Kothaufen gewesen sein.)

Man kann sich auch noch auf andere Weise professionell für Exkremente interessieren (privates Interesse lasse ich hier mal außen vor), denn sie sind auch unter kulturellen und psychologischen Aspekten interessant. Und so untersuchen Wissenschaftler unter anderem Fäkalhumor und Fäkalsprache, Kot in Kunst und Literatur und sexuelle Neigungen, die sich um Exkremente drehen.

Das ganze Thema ist auch sprachlich spannend. Wie ich beim Schreiben dieses Kapitels festgestellt habe, fehlen uns in der Alltagssprache Verben, um den Vorgang der Darmentleerung angemessen zu benennen, und das, obwohl es um etwas ganz Alltägliches und Normales geht, das jeden Menschen betrifft. Alles, was unsere Sprache hergibt, klingt entweder medizinisch distanziert (»defäkieren«), kindlich verspielt (»Aa machen«), derb (»kacken«) oder ungelenk (»koten« und »stuhlen«; die entsprechenden Partizipien »eingekotet« und »eingestuhlt« bekommen Krankenhausmitarbeiterinnen und -mitarbeiter übrigens unangenehm oft zu hören).

Vielleicht liegt es daran, dass die Darmentleerung als eklig empfunden wird und das Sprechen darüber gesellschaftlich als unanständig gilt, sodass im Alltag bisher nie ein Wort dafür gebraucht wurde und sich deshalb auch keines entwickelt hat? Darüber kann ich nur spekulieren, auf jeden Fall ist es aber unpraktisch, dass es so ist. Wer über die Ausscheidung von Urin sprechen will, kann immerhin noch »urinieren« sagen, ohne unangenehm aufzufallen, aber bei der Ausscheidung von Kot gibt es ein solches neutrales Wort offenbar nicht.

Das war nur ein kleiner Diskurs, es geht in diesem Kapitel ja in erster Linie um Kinderkot. Also zurück zum Thema! In Texten über das Kindspech, das Mekonium, findet man hin und wieder – vor allem in solchen, die eher für Mütter als für Mediziner geschrieben wurden – die gefällige Formulierung »Babys erste Windel«, wo eigentlich »Babys erste Ausscheidung« gemeint ist. Das ist natürlich Unsinn, weil Babys keine Windeln ausscheiden – wenn doch, suchen Sie bitte dringend einen Arzt auf! –, aber es mag als blumige, massenkompatible Metapher durchgehen. Trotzdem ist es ein kleines bisschen irreführend, denn nicht immer findet sich das Mekonium in der ersten Windel. Manchmal scheiden Babys es schon früher aus, wenn sie noch gar keine Windel tragen, während der Geburt oder sogar noch im Mutterleib. Beides ist ein Warnsignal. Scheidet ein Baby das Mekonium vor, während oder direkt nach der Geburt aus, kann das bedeuten, dass es unter Stress steht oder sogar in Not ist. Ärzte und Geburtshelfer achten deshalb darauf, welche Farbe das Fruchtwasser hat (normalerweise ist es klar, nicht grün) und welche Farbe das Baby hat (auch das ist im Normalfall nicht grün). Sind Baby oder Fruchtwasser grün, bedeutet das, dass das Kind in seine noch nicht vorhandene Hose gemacht hat. Der Grund dafür kann ein Schock oder eine Unterversorgung mit Sauerstoff sein; aber es muss nicht immer dramatische Gründe haben, man kann zum Beispiel verstehen, dass ein Kind beim Kraftakt der Geburt und unter dem Druck im Geburtskanal seinen Darm entleert. Außerdem geben Kinder, die besonders lange – das heißt mehr als 40 Wochen – im Bauch der Mutter sind, hin und wieder auch ganz ohne Stress Mekonium ab, es ist gewissermaßen ein deutliches Signal, dass sie ausziehen wollen. (Eltern können sich glücklich schätzen, dass Teenager, wenn sie denselben Wunsch hegen, in der Regel andere Möglichkeiten finden, ihn zu äußern.)

Mekonium im Fruchtwasser kommt gar nicht so selten vor: Es ist etwa bei einem Zehntel aller Neugeborenen zu beobachten. Dennoch ist es gefährlich, weil Babys es einatmen können; man spricht dann von einem *Mekoniumaspirationssyndrom*, und das kann eine lebensbedrohliche Atemnot oder auch eine Lungenentzündung nach sich ziehen. Kommt ein Baby also grün wie Spinat auf die Welt, beschmiert mit Mekonium, wischen die Geburtshelfer und Neonatologen es sofort ab, und wenn das Baby bereits Probleme beim Atmen hat, versuchen sie, das Mekonium abzusaugen, um Schlimmeres zu verhindern.

In seltenen Fällen kann es vorkommen, dass das Mekonium so zäh ist, dass es den Darm des Säuglings verklebt und verstopft. Ursache für einen solchen frühen Darmverschluss kann eine Stoffwechselstörung sein: die Erbkrankheit *Mukoviszidose*, bei der verschiedene Körpersekrete zähflüssig werden, zum Beispiel Hustenschleim oder auch das Mekonium. Die Krankheit ist noch nicht heilbar, eine frühe Therapie kann aber das Leben verlängern. Seit 2016 werden alle Neugeborenen in Deutschland direkt nach der Geburt auf Mukoviszidose getestet.

Übrigens verrät die erste Ausscheidung eines Babys auch etwas über die Mutter, nämlich wie viel sie in der Schwangerschaft geraucht hat. Amerikanische Mediziner haben rund 340 Mütter zu ihrem Rauchverhalten befragt, das Mekonium ihrer neugeborenen Babys analysiert und beides zueinander in Beziehung gesetzt. Dabei haben sie Folgendes festgestellt: Je mehr eine Mutter geraucht hatte oder je stärker sie selbst Zigarettenrauch ausgesetzt war, desto häufiger fanden sich im Kindspech Spuren von *Cotinin*, einem Abbauprodukt von Nikotin. Damit verrät das Kindspech, wie stark die Nikotinbelastung der Mutter während der Schwangerschaft war. (Allerdings verrät es nicht, wie die Nikotinzufuhr über die Schwangerschaft verteilt war, man kann der ersten Babyausscheidung also nicht ansehen, ob eine Mutter wenig, aber durchgehend geraucht oder ob sie gegen Ende der Schwangerschaft nur für eine kurze Zeit, dafür aber heftig gequarzt hat.)

Bis zum heutigen Tag habe ich eine enorme Anzahl von vollgekackten Windeln gewechselt, irgendetwas zwischen 1000 und 2000 Stück werden es wohl gewesen sein. Sollten Sie zu den werdenden oder frischgebackenen Eltern gehören, die es beim Gedanken an das permanente Windelwechseln schaudert oder die vielleicht sogar wie die Väter in den Internetvideos brechen müssen, dann kann ich Sie beruhigen: Ein Kind zu bekommen ändert vieles, insbesondere verändert es, was man eklig findet. Als junge Mutter und junger Vater kommt man permanent und von allen Seiten in Kontakt mit Urin, Kot, Spucke und Kotze, was an und für sich recht widerwärtig ist, aber weil man eben ständig mit den genannten Ausscheidungen zu tun hat, man sein Kind liebt und sich im stressigen Elternalltag keine Zimperlichkeiten leisten kann, entwickelt man meist einen bemerkenswerten Pragmatismus und nimmt, frisch bekackt oder bekotzt, das, was einen früher geekelt hätte, nur noch nüchtern zur Kenntnis.

Sehen Sie es doch einmal so: Das alles hilft nicht nur ungemein dabei, den an Ausscheidungen nicht gerade armen Alltag mit Baby und Kleinkind zu meistern, sondern es öffnet uns auch die Augen für die Merkwürdigkeiten und Wunder unseres Körpers.

Nächste Ausfahrt rechts

Sind Nüsse für kleine Kinder wirklich gefährlich?

Kleine Kinder werden häufig krank. Andauernd sind sie verschnupft und husten, gerade im ersten Kindergartenjahr scheinen sie jeden Virus und jedes Bakterium mitzunehmen, das ihnen begegnet. Es ist wirklich schwer, einen guten Zeitpunkt für einen Besuch beim Kinderfotografen abzupassen, denn Kinder sehen oft angeschlagen aus, schauen matt aus glasigen Augen, ihnen hängt Schleim aus der Nase, und sie husten wie alte Kettenraucher. Eltern müssen das hinnehmen und aussitzen, eine Handvoll grippaler Infekte gehören zum Großwerden eben dazu.

Wenn das Kind jedoch topfit ist, dann aber aus heiterem Himmel heftig zu husten beginnt, wenn es plötzlich seltsame Betriebsgeräusche macht und man beim Atmen ein Rasseln oder Pfeifen hören kann, oder wenn es von heute auf morgen abgeschlagen und schwach ist, hat es sich wahrscheinlich nicht bloß eine einfache Erkältung zugezogen, sondern muss sofort von einem Arzt untersucht werden. Vielleicht hat das Kind Nüsse gegessen.

Bei der Ernährung von Säuglingen und Kleinkindern müssen Eltern eine Menge beachten. An Ratschlägen aus dem Familien- und Freundeskreis mangelt es meistens nicht, und auch Ratgeberliteratur zum Thema gibt es wie Sand am Meer.

Man hört oft, es gebe mehr Sterne im Universum als Sandkörner auf der Erde. Ob das stimmt, kann allerdings niemand sagen, weil wir weder wissen, wie viele Sterne es im beobachtbaren

Universum gibt, noch, wie viele Sandkörner sich auf unserer Erde finden lassen. Beide Zahlen können wir nur abschätzen, und das ist eine unsichere Sache. Auf jeden Fall kann man aber sagen, dass es unvorstellbar viele Sterne und unvorstellbar viele Sandkörner gibt. Ich finde, es gibt auch unvorstellbar viele Elternratgeber, wahrscheinlich sind es aber ein paar weniger als Sterne und Sandkörner.

So erfahren Eltern heute in unseren Breiten wohl auf dem ein oder anderen Weg, dass sie kleinen Kindern keine Nüsse geben dürfen. Nüsse sind zwar gesund – sie enthalten Mineralstoffe, Vitamine und ungesättigte Fettsäuren und werden vom *Bundeszentrum für Ernährung* als wertvolle Nährstofflieferanten empfohlen (zumindest solange sie »in Maßen« genossen werden – und nicht in Massen –, weil sie auch viele Kalorien haben). Für kleine Kinder

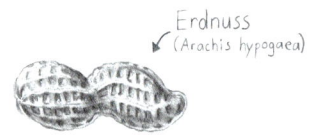

Erdnuss (Arachis hypogaea)

jedoch sind Nüsse eine Gefahr – weil sie so klein und rund sind, können sie bei Kindern angeblich leicht in die Luftröhre gelangen. Die Vorstellung ist schrecklich. Aber stimmt das überhaupt? Sind Nüsse wirklich so gefährlich?

Ich mache es kurz: Ja, sind sie. Nüsse in der Lunge klingt wie ein Gericht aus einem extravaganten Sterne-Restaurant, es ist aber ein Klassiker in der Notaufnahme. Überhaupt sind verschluckte und eingeatmete Gegenstände ein Klassiker, nicht nur Nüsse. Aus den USA gibt es dazu eindrucksvolle Zahlen:

- Im Jahr 2008 wurden mehr als 17.000 Menschen in der Notaufnahme behandelt, weil bei ihnen ein Fremdkörper in den Atemwegen steckte.
- 2009 sind insgesamt 220 Kinder an einem eingeatmeten Fremdkörper gestorben.
- Unter den versehentlichen Verletzungen sind eingeatmete Gegenstände die dritthäufigste Todesursache bei Säuglingen.

Vor allem bei Kindern ist die Gefahr groß, dass Dinge in der Lunge landen, die da nicht hingehören, schlicht weil Kinder sich häufiger irgendwelche Gegenstände in den Mund stecken als Erwachsene. Hinzu kommt, dass die Kleinen noch keine oder noch nicht alle Zähne haben und deshalb das, was sie sich in den Mund gesteckt haben, nicht richtig klein kauen können. (Und selbst wenn Kinder schon die ersten Zähnchen im Mund haben, lässt sich damit kaum etwas zerkleinern, denn typischerweise sind die ersten Zähne, die herauskommen, Schneidezähne.) So kommt es bei Kindern häufiger vor als bei Erwachsenen, dass die Zunge etwas Großes und Unzerkautes in Richtung Rachen schiebt, und dort können sie es einatmen, zum Beispiel durch einen Reflex im falschen Moment, etwa wenn sie sich erschrecken.

Unser Körper findet es nicht so prickelnd, wenn ein Gegenstand in die Luftröhre gelangt, und er versucht, den Eindringling auf schnellstem Wege wieder hinauszubefördern: Wir beginnen automatisch zu husten. Mit etwas Glück reicht das aus, und der Gegenstand wird ausgehustet – die Gefahr ist gebannt. Reicht es aber nicht aus und bleibt der Gegenstand trotz Hustens im Körper, wird es brenzlig, denn hier kann er allerlei Schaden anrichten. Im schlimmsten Fall bleibt er irgendwo hängen und verstopft die Atemwege, und man erstickt.

Es kann aber auch passieren, dass das Objekt durch die Luftröhre hindurchwandert und in der Lunge landet. Falls Sie es nicht schon selbst vermutet haben, sage ich es Ihnen nun ganz deutlich: Die Lunge ist kein guter Aufbewahrungsort für Gegenstände. Ein Objekt, das in der Lunge landet, kann einen Teil der Lunge verstopfen und zu heftigen Atembeschwerden und Atemnot führen, es kann dauerhaften Husten hervorrufen, es kann eine Lungenentzündung verursachen, es kann die Lunge beschädigen, und auch später, wenn sich das Objekt in der Lunge schon längst häuslich eingerichtet hat und vergessen ist, kann es plötzlich ungünstig verrutschen, die Atemwege komplett verstopfen und zum Ersticken führen.

Es können auch noch andere unangenehme Folgen auftreten: Eingeatmete Gemüsestückchen können zum Beispiel langsam aufquellen und auch noch nach Stunden oder Tagen zu Pfeifen, Atemnot, Blaufärbung der Haut und Ersticken führen, und Nüsse können in den Atemwegen für Entzündungen, Vereiterungen und Ödeme sorgen.

Früher habe ich bei einer Schale Nüsse an einen gemütlichen Abend vor dem Fernseher gedacht, an Geburtstagsfeiern, Silvester oder Spieleabende. Inzwischen denke ich bei Nüssen zuerst an den Erstickungstod. Dass ich Vater geworden bin, hat den Nüssen die Unschuld geraubt. Doch das gehört wohl dazu, wenn man ein Kind bekommt. Seit ich eines habe, sehe ich überall nur noch Gefahren. Die harmloseste Tischkante beschwört Bilder von klaffenden Platzwunden herauf, Regale und

Schränke sehe ich umstürzen und ein Kind unter sich begraben, auf einer Rolltreppe sehe ich ausgeschlagene Zähne, bei einem Topf Suppe oder einer Tasse Tee verbrühte Haut, bei einem Bleistift sehe ich ein aufgespießtes Auge, in einem Teelicht eine Brandkatastrophe. Der Alltag als Vater hat das Potenzial für FSK-18. Man muss immer wachsam sein. Und sollte sich vorbereiten.

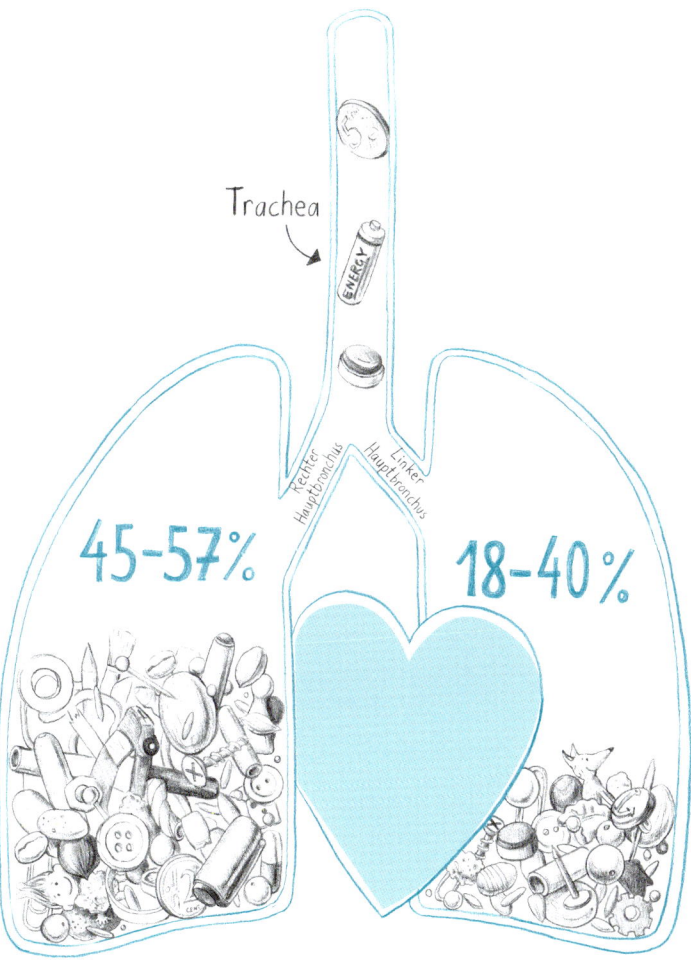

Wenn ein Säugling zum Beispiel etwas verschluckt, auf einmal einen Hustenanfall bekommt, komisch atmet oder beim Atmen seltsame Geräusche macht, rufen Sie sofort einen Notarzt. Wenn das Kind gar nicht mehr atmet oder blau anläuft, müssen Sie mehr tun – jetzt geht es um Sekunden! Legen Sie das Kind auf den Arm, sodass es mit dem Gesicht nach unten schaut, und klopfen sie ihm auf den Rücken. Schauen Sie im Mund nach, ob der verschluckte Gegenstand durch das Klopfen herausgekommen ist. Wenn nicht, wird es jetzt ernst: Beginnen Sie mit dem vollen Programm an *Wiederbelebungsmaßnahmen*, also Beatmung und Herzdruckmassage – genau so, wie Sie sie aus dem Erste-Hilfe-Kurs kennen, auch wenn Sie sich nicht gemerkt haben, wo genau Sie wie oft drücken müssen, im Zweifelsfall ist das egal – und rufen Sie um Hilfe!

Wenn das Kind älter als ein Jahr ist (und nur dann!), gibt es noch eine Option, die Sie versuchen sollten, bevor Sie mit der Wiederbelebung beginnen: Wenden Sie den *Heimlich-Handgriff* an. Genau, das ist der Griff, den Sie im Erste-Hilfe-Kurs wahrscheinlich nur theoretisch kennengelernt und nicht geübt haben, es ist der Griff, den Regisseure von Komödien so gern mögen: Umgreifen Sie das Kind von hinten mit beiden Armen, verschränken Sie die Hände auf dem Bauch des Kindes und ziehen Sie es ruckartig zu sich heran. (Vielleicht haben Sie gelernt, dass man mit einer Hand eine Faust ballt, die man mit der anderen umfasst, aber das macht man bei Kleinkindern nicht.) Das, was nun hoffentlich passiert, beschreiben Mediziner mit den Worten: Der Fremdkörper kann durch Kompression des Abdomens mit Auspressung der Luft aus der Lunge in den Rachen expektoriert werden. Alles klar? Was die Mediziner meinen, ist: Wenn Sie das Kind mit einem Ruck zu sich heranziehen, drücken Sie dabei den Bauch zusammen, der Bauch drückt auf das Zwerchfell, das Zwerchfell drückt die Lunge nach oben und löst einen künstlichen Husten aus, durch den der Fremdkörper hoffentlich mit Karacho aus der Lunge geblasen wird. Schauen Sie nach, ob das funktioniert hat. (In jedem Fall müssen Sie nach Anwendung dieses Handgriffs mit Ihrem Kind einen Arzt aufsuchen.) Wenn nicht, ist jetzt auch bei älteren Kindern die Zeit für Herzdruckmassage und Beatmung.

Bei Säuglingen dürfen Sie den Heimlich-Griff übrigens auf keinen Fall anwenden! Sie können dem Kind dabei schwerste Verletzung an den inneren Organen zufügen. Aus dem gleichen Grund, vermute ich, haben Sie den Griff auch nicht im Erste-Hilfe-Kurs geübt: Selbst bei Erwachsenen kann man dabei Organe verletzen, und die Kursleiter wollen Sie in der Regel mit einem Teilnahmezertifikat nach Hause schicken, und nicht mit einem Leberriss.

Sollten Sie den Fremdkörper, den das Kind eingeatmet hat, trotz aller Bemühungen nicht selbst wieder aus dem Kind herausbefördern können, müssen Profis ran, das heißt Ärzte. Sie untersuchen die Atemwege, zum Beispiel mit einer Röntgenaufnahme oder indem sie mit einem Spiegelschlauch hineinschauen, und sollten sie dabei den Fremdkörper finden, holen sie ihn mit einem *Endoskop* heraus (also mit einem Schlauch mit Greifzange). Das wird bei Vollnarkose gemacht, es ist für alle Beteiligten besser so. Ist der Fremdköper erst einmal aus der Lunge herausgeholt worden, ist die Gefahr in der Regel vorüber; Nachwirkungen vom eingeatmeten Gegenstand oder vom Herausholen selbst treten nur selten auf.

Um diese dramatischen Momente und vor allem Schlimmeres zu vermeiden, sollten Sie also immer darauf achten, dass Kinder nicht mit vollem Mund toben, insbesondere sollten Kinder auf keinen Fall mit vollem Mund aufs Trampolin dürfen.

Dass Fremdkörper eingeatmet werden, passiert am häufigsten übrigens bei Kindern bis vier Jahren und bei Jungen häufiger als bei Mädchen. Bei Babys und Kleinkindern gelangen hauptsächlich Nüsse in die Luftröhre und die Lunge, Ärzte greifen mit dem Endoskop aber oft auch noch andere Dinge heraus: kleine Plastikteile, Spielzeug, Nadeln, Stücke von Karotten,

Weintrauben und Äpfeln, Steine, Sonnenblumenkerne, Perlen, Knöpfe und Münzen.

Schulkinder hingegen verschlucken auch gern ausgefallene Zähne, Schrauben und Bürobedarf, zum Beispiel Stiftkappen. Bei Jugendlichen werden häufig Stecknadeln gefunden.

Gegenstände, die unterwegs in Richtung Lunge sind, biegen übrigens häufiger rechts ab: Im rechten Lungenflügel landen etwa 45 Prozent bis 57 Prozent der Fremdkörper, im linken Lungenflügel hingegen nur 18 Prozent bis 40 Prozent. Das hängt mit dem Aufbau unseres Körpers zusammen.

Wenn Sie über die Zunge Richtung Rachen fahren und in die Luftröhre abbiegen, kommen Sie an einen Abzweiger. Links geht es in den linken Lungenflügel (der Abbieger heißt *linker Hauptbronchus*), rechts geht es folgerichtig in den rechten Lungenflügel (der Abbieger heißt entsprechend *rechter Hauptbronchus*).

Die Luftröhre heißt im Fachjargon *Trachea*. Für Eltern, die ein Mädchen bekommen haben und noch einen ausgefallenen Namen suchen, wäre das vielleicht eine Idee, es klingt zumindest nicht schlecht: »Trachea, möchtest Du einen Dinkelkeks?« Für Eltern, die einen Jungen bekommen haben und noch einen ausgefallenen Namen suchen, ist vielleicht einer der Abzweiger der Luftröhre eine Inspiration, auch dieser Fachbegriff macht sich als Vorname ganz gut: »Bronchus, leg das hin, das ist pfui!«

Die beiden Ausfahrten von der Luftröhre, der linke und der rechte Hauptbronchus, unterscheiden sich ein wenig. Wer das Vergnügen hat, so tief in die Luftröhre zu blicken – im Alltag hat man allerdings eher selten Gelegenheit dazu –, sieht sofort, dass die rechte Ausfahrt einladend aussieht, die linke hingegen mehr wie ein Schleichweg. Das hat einen Grund: Da sich links im Brustkorb das Herz befindet, ist hier weniger Platz für die Lunge, deshalb ist der linke Lungenflügel kleiner, und der Abbieger nach links ist dünner und geht etwas steiler ab. (Wenn

Ihnen das zu unpräzise ist und Sie Zahlen mögen, kommen hier ein paar, nur für Sie: Der Weg zum linken Lungenflügel zweigt mit 35 Grad zur Fahrtrichtung ab, was ungefähr auf »elf Uhr« liegt, der Weg zum rechten nur mit 20 Grad, was ungefähr auf »halb eins« liegt.) Es ist für eine Nuss, die die Luftröhre, also gewissermaßen die Hauptstraße, entlangkommt, leichter, rechts abzubiegen als links; Ärzte ziehen deshalb öfter Gegenstände aus dem rechten Lungenflügel als aus dem linken.

Auch bei Erwachsenen landen nach dem Schlucken Dinge hin und wieder versehentlich am falschen Ort, wenn auch seltener als bei Kindern. Hier ist die Hitliste der Fundstücke: Körner, Nüsse, Knochenstückchen, Nägel, kleines Spielzeug, Münzen und allerlei, was sich so in unserem Mund befindet, wie Teile von Zahnspangen, Aufbissschienen, Füllungen und Kronen. In den USA sind im Jahr 2006 insgesamt 4100 Personen gestorben, weil sie versehentlich Gegenstände verschluckt und eingeatmet haben.

Können Sie sich diese Zahl schlecht vorstellen und fragen sich, ob das viel oder wenig ist? Die USA sind immerhin groß, da klingt 4100 nicht sonderlich beeindruckend. Um sich die Zahl besser vorstellen zu können, kann man sie auf eine mittelgroße Stadt umrechnen. Wenn man das tut, erhält man als anschauliche Schätzung: Es ist so viel, als ob jedes Jahr in Bochum fünf Personen an verschluckten Gegenständen sterben. Ich finde, das klingt schon etwas beunruhigend.

Nicht immer muss beim Verschlucken etwas in die Atemwege gelangen. Verschluckte Objekte können auch auf andere Weise Schaden anrichten. Wer sich das nicht vorstellen kann, kann einer Fachzeitschrift für Hals-Nasen-Ohren-Ärzte, die den schönen Titel *Laryngo-Rhino-Otologie* trägt, Details entnehmen. Zum Beispiel, so ist hier zu lesen, können sich Gegenstände in der Speiseröhre verkeilen. Beliebte Kandidaten dafür sind Batterien,

Münzen, Magnete und größere Nahrungsmittel. In den USA haben zwischen 2002 und 2011 geschätzt 16.000 Menschen einen Magneten verschluckt. Das klingt unterhaltsam (»Guck mal, Schatz, die Kühlschrankmagneten haften auf meinem Bauch!«), ist aber gefährlich: In manchen Fällen haben die verschluckten Magneten die Darmwand durchlöchert, und die Patienten sind gestorben.

Wenn Sie sich aus diesem Kapitel etwas merken wollen, dann schlage ich Ihnen zwei Dinge vor:

- Essen Sie keine Magneten!
- Füttern Sie Babys nicht mit Nüssen!

Es ist also nicht nur ein Eltern-Mythos, sondern stimmt tatsächlich: Nüsse sind für kleine Kinder hochgradig gefährlich. Jeder zweite Erstickungsunfall bei Kleinkindern wird von Nüssen verursacht, warnt der *Berufsverband der Kinder- und Jugendärzte*. Besonders riskant sind den Ärzten zufolge Erdnüsse, da die Schale auch von Kindern leicht geknackt werden kann oder die Nüsse gleich schon geschält und gesalzen als Knabbereien herumstehen.

Es sind übrigens nur die Größe und die Form der Nüsse, die für kleine Kinder gefährlich sind. Ansonsten ist gegen Nüsse nichts einzuwenden, im Gegenteil. So hat zum Beispiel Erdnussbutter in den letzten Jahren in der Medizin für Aufsehen gesorgt. Zum einen ist nicht bekannt, dass Babys leicht an Erdnussbutter ersticken, zum anderen hat eine Studie im Jahr 2015 Hinweise darauf gefunden, dass Babys, die Erdnussbutter essen, später deutlich seltener eine Erdnuss-Allergie entwickeln. Die Autoren der Studie vermuten, dass sich der kindliche Magen-Darm-Trakt dadurch, dass er schon früh Erdnüsse vorgesetzt bekommt, an sie gewöhnt, anstatt allergisch auf sie zu reagieren. Die *Gesellschaft für Pädiatrische Allergologie und Umweltmedizin* warnt jedoch davor, die Studie zu überschätzen, unter anderem deshalb, weil ausschließlich Kinder untersucht wurden, die an Neurodermitis litten. Die Resultate können also nicht einfach so auf gesunde Kinder übertragen werden – vielleicht verhält es sich bei denen ja ganz anders?

Fragen Sie sich, warum man als Testpersonen für die Studie nur Kinder mit Neurodermitis auswählen sollte? Klingt ja nicht so geschickt, denn die Gruppe ist auf jeden Fall nicht repräsentativ für die Allgemeinheit. In der Regel gibt es zwei Gründe, warum man bestimmte Personen für eine Studie auswählt. Der eine ist: Die Personen sind gerade verfügbar. Oft würde man gerne andere nehmen, aber aus irgendwelchen Gründen hat man eben diese Kandidaten, zum Beispiel, weil es billige Studenten sind, die gerade am Lehrstuhl arbeiten/herumhängen oder die es an der Uni zuhauf gibt, oder weil eigentlich etwas anderes untersucht werden sollte und die Teilnehmer dafür gezielt ausgewählt worden sind. Der andere Grund ist: Es ist sinnvoll und Absicht. Wenn Sie etwas über alte Frauen herausfinden wollen, kann es ungeschickt sein, als Testpersonen eine repräsentative Stichprobe der Bevölkerung zu nehmen, denn dann können Sie, je nachdem, was Sie herausfinden wollen, die Ergebnisse der Männer und der jungen Frauen aus der Gruppe wegschmeißen.

Bei der Studie über die Erdnussallergie liegt tatsächlich der zweite Fall vor: Die Kandidaten wurden gezielt ausgewählt, denn man weiß, dass Kinder mit Neurodermitis öfter Nahrungsmittelallergien aufweisen als Kinder ohne Neurodermitis. Es ist also eine ganz gute Zielgruppe, um Nahrungsmittelallergien zu untersuchen.

Darüber hinaus ist die Frage, ob man Kindern bestimmte Nahrungsmittel besonders früh geben sollte, um sie vor entsprechenden Allergien zu schützen, noch nicht abschließend geklärt. Sie wird in verschiedenen Studien weiter untersucht. Die Erdnussbutter-Studie gibt aber auf jeden Fall einen spannenden Fingerzeig, dass an der Idee etwas dran sein könnte.

Übrigens ist auch die Frage interessant, was eine Nuss überhaupt ist: Was genau macht eine Nuss zu einer Nuss? Für die Antwort muss ich botanisch ein wenig ausholen. Eine *Nuss* ist eine sogenannte *Schließfrucht*, das ist eine Frucht, die in geschlossenem Zustand von der Pflanze, an der sie hängt, abfällt und sich nicht öffnet. Schließfrüchte sind zum Beispiel Beeren, *Steinfrüchte* (wie Aprikosen, Mango, Kirschen, Oliven und Pflaumen) und eben Nüsse. Steinfrüchte haben drei Schichten: erstens einen harten, verholzten Stein, der zweitens von Fruchtfleisch umschlossen ist, das wiederum drittens von einer Hautschicht umgeben ist. Sind diese drei Schichten alle verholzt, das heißt hart, dann ist es keine Steinfrucht, sondern eine Nuss. Wahrscheinlich hilft Ihnen das nun aber nicht viel, denn leider kann man einer Nuss, von der man wissen möchte, ob sie wirklich eine ist, ihre Herkunft und ihren Werdegang selten ansehen – meistens erkennt man nur, ob es wirklich eine Nuss ist, wenn man die ganze zugehörige Pflanze kennt. Als Service verrate ich Ihnen deshalb einfach schon mal, was in ein paar wichtigen Fällen rauskommt. Echte Nüsse sind zum Beispiel Walnuss, Erdnuss und Haselnuss. Keine echten Nüsse sind Kokosnuss, Mandel und Pistazie – sie sind lediglich die Kerne einer Steinfrucht.

Weiß und fettig

Woraus besteht Käseschmiere?

Eine Geburt ist ein überwältigendes Erlebnis. Nach vielen Stunden voller Schmerzen und Anstrengungen kommt ein kleines Kind auf die Welt. Es ist plötzlich da, es schreit, es strampelt, es gähnt, es ist ein ganz neuer, einzigartiger Mensch, so winzig und so großartig – ein Wunder! Wenn man das kleine Wesen dann zum allerersten Mal in seinen Armen hält und genau anschaut, muss man einfach zugeben: Es ist auch ganz schön hässlich.

Das sieht wohl jeder so, der nicht gerade völlig überwältigt, übernächtigt, mit den Nerven fertig und ausgelaugt ist, sprich: der nicht gerade Mutter oder Vater geworden ist. Frisch geborene Babys sind, objektiv betrachtet, einfach nicht schön: Sie sind verknautscht, von den Strapazen der Geburt erschöpft und meistens mit einer schmierigen, gelblich weißen Schicht überzogen. Diese Schicht sieht aus, als hätte jemand eine Packung nicht mehr ganz so frischen Frischkäse auf dem Kind verteilt, und so heißt sie dann auch: Es ist die sogenannte *Käseschmiere*.

Natürlich ist nicht alles im Kreißsaal appetitlich, aber das meiste davon bleibt dort oder wird gesäubert – nur bei der Käseschmiere ist es anders. Die Geburtshelfer machen keinerlei Anstalten, sie abzuwischen, sondern lassen sie einfach da, wo sie ist: auf dem neugeborenen Baby, das unter der unansehnlichen, fettigen Schicht manchmal kaum als solches zu er-

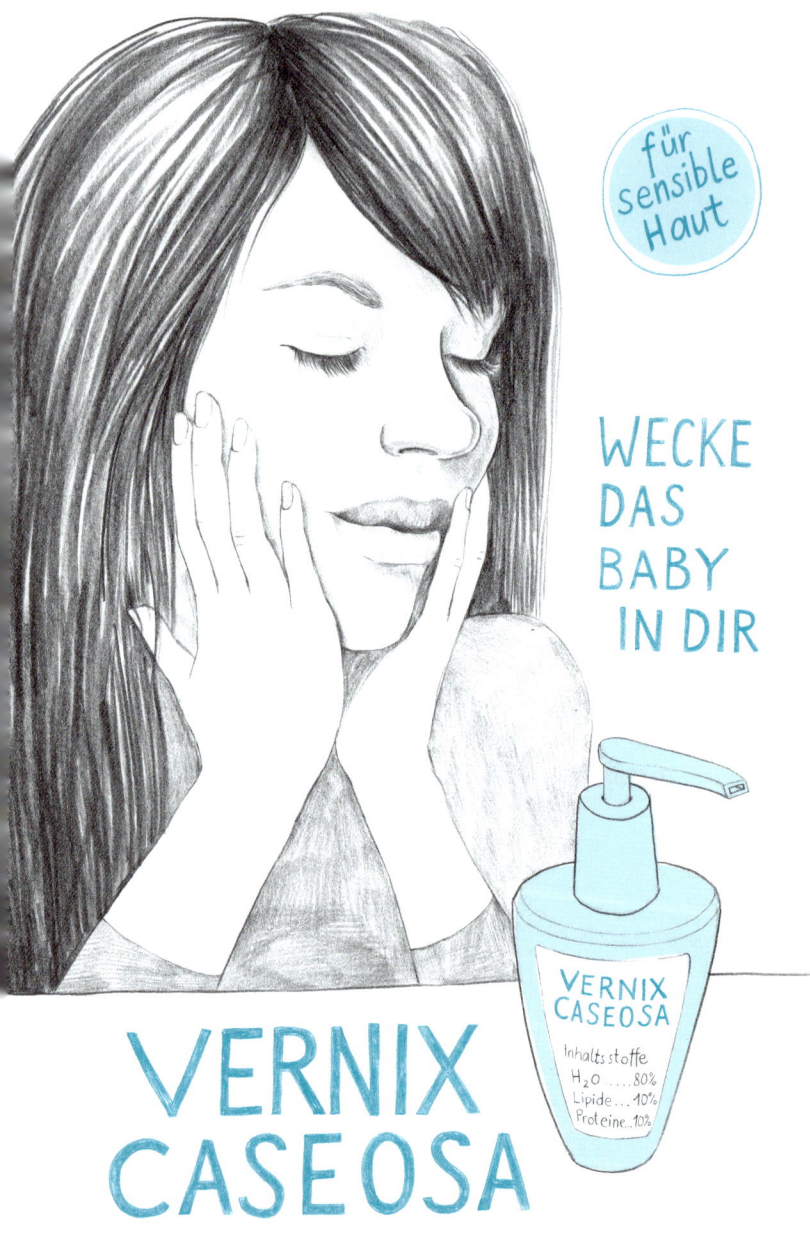

kennen ist. Und so fragen sich viele Eltern empört: Was ist diese Käseschmiere? Warum wischt man sie nicht ab? Ist sie denn für irgendetwas gut?

Das ist sie in der Tat. Die cremige Schicht mit dem wenig ansprechenden Namen ist ein beliebter Forschungsgegenstand, und so weiß man inzwischen eine ganze Menge darüber. Zusammengefasst hat die Forschung ergeben, dass die Käseschmiere vielleicht eklig aussieht, in Wirklichkeit aber eines ist: eine faszinierende und vielseitige Substanz, eine wahre Wundercreme.

Wer wissen möchte, woraus Käseschmiere besteht, dem hilft ihr Name erst einmal nicht weiter, denn es erscheint wohl jedem unrealistisch, dass es sich bei der wachsigen Schicht, mit der Kinder auf die Welt kommen, tatsächlich um Käse handelt, das heißt um geronnene Milch. In der Tat ist Käseschmiere kein Käse. (Das bedeutet insbesondere: Käseschmiere ist kein Schmierkäse, so naheliegend es sprachlich auch sein mag.)

Auch der Fachbegriff, den Mediziner verwenden, *Vernix caseosa*, verrät nicht viel mehr, denn *Vernix* ist Latein und bedeutet Anstrich, *caseosa* ist ebenfalls Latein und heißt käsig, der Fachausdruck sagt im Wesentlichen also nichts anderes aus als das, was bereits das Wort Käseschmiere beschreibt. Warum die Käseschmiere nun so heißt, wie sie heißt, weiß ich nicht, aber es erscheint mir nicht abwegig, dass die schmierige Schicht auf einem neugeborenen Baby Menschen früher an geronnene Milch bei der Käseproduktion erinnert hat und sie sie deshalb so genannt haben; mangels Erfahrung in der Käseherstellung kann ich da allerdings nur mutmaßen.

Inzwischen weiß man genau, was Käseschmiere ist: Sie besteht zu 80 Prozent aus Wasser, zu 10 Prozent aus Fetten und zu 10 Prozent aus Eiweißen. Eingerechnet sind darin bereits zwei spezielle Zutaten: abgestoßene Hautzellen sowie Haare des Kindes, genauer gesagt Haare aus dem Schutzflaum, der sich schon früh auf der Haut bildet, dem sogenannten *Lanugohaar*. Die

Zusammensetzung der Käseschmiere (acht Zehntel Wasser, ein Zehntel Fette, ein Zehntel Eiweiße) klingt nicht spektakulär, aber das liegt daran, dass wir die Wörter »Fett« und »Eiweiß« im Alltag eben nicht besonders aufregend finden, weil wir damit selten mehr verbinden als Butter oder Frühstückseier. Wissenschaftler sehen Fette und Eiweiße hingegen mit anderen Augen, denn es sind überaus vielfältige und wichtige Stoffe, die auf molekularer Ebene für nichts weniger sorgen, als dass Leben funktioniert: Sie fungieren als Treibstoff, als Energiespeicher, als Signalgeber, als Baugerüst oder als Transportmaschine.

In der Wissenschaft spricht man übrigens von *Proteinen* anstatt von Eiweißen und von *Lipiden* anstatt von Fetten (wobei, wenn man es genau nimmt, Fette eine Untergruppe der Lipide sind). Proteine und Lipide – das klingt doch gleich schon viel eindrucksvoller, oder?

Ist Ihnen gerade eben eine kleine Unstimmigkeit aufgefallen? Ich habe Ihnen stolz berichtet, dass wir genau wissen, woraus Käseschmiere besteht, dann aber nur drei grobe Kategorien genannt – nämlich Wasser, Fette und Eiweiße. Sie haben recht, das ist das Gegenteil von genau, es ist auf empörendste Weise unpräzise, allerdings an dieser Stelle völlig ausreichend. Wissenschaftler können natürlich detailliert aufschlüsseln, woraus Käseschmiere besteht, doch der Nutzen für Nicht-Wissenschaftler ist überschaubar. In der Zutatenliste tauchen zum Beispiel zwar auch ein paar bekanntere Namen auf, etwa das Fett *Cholesterin* oder die Aminosäuren *Asparagin* und *Glutamin*, aber ich vermute, dass selbst diese für Laien nur mäßig erhellend sind. (Oder ziehen Sie gerade beeindruckt die Augenbrauen hoch und denken: »Mein lieber Herr Gesangsverein, Asparagin!«? Eben.) Der Rest – von *Cholesterinester* über *Ceramide* bis zu *Triglyceriden* – sagt den meisten sowieso nichts.

Ein spannendes Detail, das ich Ihnen auf keinen Fall vorenthalten will, ist jedoch, dass ein großer Teil der besagten Eiweiße in der Käseschmiere bisher noch nirgendwo anders gefunden wurde. Es scheint sie nur hier zu geben. Käseschmiere ist also, auf molekularer Ebene betrachtet, eine ganz spezielle Mischung wirklich einzigartiger Stoffe.

Die schmierige, cremige Schicht entsteht im letzten Drittel der Schwangerschaft. Wenn das Kind rund 30 Zentimeter groß ist und etwa ein Kilogramm wiegt, sich im Bauch schon eine Weile durch Tritte bemerkbar gemacht hat und für Vater, Geschwister, Freunde und übergriffige Grapscher von außen zu fühlen ist, geht es los, dann produzieren spezielle Talgdrüsen in der Babyhaut die Käseschmiere. Inzwischen weiß man, dass das aus gutem Grund geschieht (und nicht nur, um Eltern nach der Geburt zu erschrecken, falls Sie das vermutet hatten): Die weiße, wachsige Schicht hilft dem Baby dabei, erst auf die Welt und dann dort klarzukommen, sie erleichtert ihm den Übergang vom Leben in der Gebärmutter in ein Leben an der Luft (also, einfach gesagt, den Übergang von drinnen nach draußen).

So dient die Käseschmiere dem Fötus, der im Mutterleib schwimmt, als Schutzmantel. Zum einen ist sie wasserabweisend und schützt die Babyhaut davor, im Fruchtwasser aufzuweichen, und ermöglicht somit überhaupt erst, dass das Kind eine funktionierende Haut entwickeln kann. Zum anderen bewahrt die Käseschmiere das Kind davor, selbst Flüssigkeit zu verlieren, und verhindert somit einen sogenannten *Elektrolytmangel*, einen Mangel an wichtigen Bausteinen von Natrium, Kalzium, Magnesium, Chlorid und weiteren Stoffen, die mit der Flüssigkeit den Körper verlassen würden.

Dass die Käseschmiere die Babyhaut davor schützt, im Fruchtwasser aufzuweichen, würden Mediziner wahrscheinlich nicht so ausdrücken, zumindest nicht in einem Fachartikel. Da würden sie eher von einem »Schutz vor der mazerierenden Wirkung der Amnionflüssigkeit« sprechen, was aber das Gleiche ist, nur mit komplizierten Wörtern, denn *Amnionflüssigkeit* ist der Fachausdruck für Fruchtwasser, und *mazerieren* bedeutet aufweichen.

Mit *Mazeration* der Haut haben wir alle schon mal zu tun gehabt, denn bei einem langen Bad mazeriert die oberste Hautschicht der Fingerkuppen, und wir bekommen schrumpelige Waschfrauenhände. Kinder haben übrigens öfter mit Mazeration zu kämpfen, denn irgendein Stück Haut ist bei ihnen immer in Dauerkontakt mit Flüssigkeit, zum Beispiel der Po (mit Urin) oder das Kinn (mit Speichel).

Wissenschaftler vermuten, dass das Kind im Mutterleib auch ein bisschen seiner Käseschmiere verschluckt. Das klingt erst einmal wie ein dummes Missgeschick, aber es scheint sich eher um einen ausgeklügelten Plan der Natur zu handeln. Zum einen hilft die verschluckte Käseschmiere dem Kind, einen funktionierenden Darm zu entwickeln: Wie im Kapitel »Die Regenbogen-Windel« ausführlich beschrieben, ist der Babydarm noch weitgehend leer und ohne Funktion, später jedoch ist er von Mikroorganismen besiedelt, die verschiedene Aufgaben übernehmen, und die müssen ja irgendwoher gekommen sein. Einen Teil der ersten Mikrokolonisten scheint sich das Baby schon im Mutterleib über die Käseschmiere einzuverleiben. Zum anderen bereitet das Schlucken der Substanz das Baby anscheinend auf das Leben außerhalb des Bauchs vor: Bestimmte Proteine, die man sowohl in der Käseschmiere als auch im Fruchtwasser findet, ähneln einigen, die in Muttermilch enthalten sind. Wissenschaftler halten das nicht für einen Zufall, sondern schließen daraus, dass das Baby im Bauch dadurch, dass es Fruchtwasser und Käseschmiere schluckt, schon für die Nahrung trainiert, die es später draußen bekommen wird.

So unhygienisch sie auch klingen und aussehen mag, die käsige Schmiere, sie ist das genaue Gegenteil, wie man inzwischen weiß: Sie ist überaus hygienisch, denn sie enthält *antimikrobielle* und *antibakterielle* Wirkstoffe und schützt das Kind dadurch schon lange vor der Geburt vor Infektionen, die zum Beispiel drohen können, wenn es im Bauch seinen Darm entleert und dann das, was rauskommt (Sie erinnern sich an das Kindspech?), im Fruchtwasser schwimmt. (Das klingt nicht nur unhygienisch, es ist es auch.)

Und auch bei der Geburt (beziehungsweise »unter« der Geburt, wie es im Profijargon heißt) spielt sie eine wichtige Rolle. Wenn das Kind durch den engen Geburtskanal geschoben wird, kommt es zwangsläufig mit allerlei Bakterien aus dem Genitaltrakt der Mutter in Berührung; die antimikrobielle und antibakterielle Wirkung der Käseschmiere schützt es auch hier vor Infektionen.

Die Käseschmiere des Kindes kommt sogar der Mutter zugute. Zum einen beugt sie Infektionen der Vagina vor, gewissermaßen als Schutzanstrich von innen. Zum anderen unterstützt sie die Wundheilung bei einem *Dammriss* (das heißt dann, wenn sich der breite Kopf des Kindes durch die vergleichsweise enge Scheidenöffnung quetscht und das Fleisch zwischen Scheide und After durch diese gewaltige Dehnung einreißt).

Hier von der *Scheide* zu sprechen, ist nicht ganz richtig, allerdings wird es umgangssprachlich richtig verstanden. Korrekterweise müsste es aber *Vulva* heißen. Die Scheide (oder auch Vagina) ist ein innen liegendes und von außen im Wesentlichen nicht zu sehendes Geschlechtsorgan der Frau, mit Vulva bezeichnet man hingegen das, was von außen gesehen werden kann.

Dass Käseschmiere eine wundheilende Wirkung besitzt, zeigen Experimente im Reagenzglas und Versuche mit echten Patienten, bei denen sowohl Dammrisse (typisch für Geburten) als auch Geschwüre am Fuß (nicht typisch für Geburten) mit Käseschmiere behandelt wurden. Damit ist die Substanz nicht nur für Babys und Mütter interessant, sondern auch als Medizin für Menschen mit Hautkrankheiten oder Brandverletzungen. (Es bleibt allerdings die nicht ganz unkritische Frage, woher diese Menschen die Käseschmiere bekommen. Die meisten Mütter wären wahrscheinlich nicht entzückt, wenn man von ihrem Kind erwartete, als erste gute Tat auf diesem Planeten Käseschmiere zu spenden, und es beiseitenähme, um ihm eine Portion abzukratzen. Es braucht sie schließlich selbst. Davon abgesehen, käme so wahrscheinlich aber auch gar nicht genug zusammen, um es für Therapien nutzen zu können. Das haben Mediziner auch schon gemerkt und arbeiten deshalb daran, Käseschmiere künstlich herzustellen.)

Die unscheinbare Käseschmiere hat also eine ganze Menge zu bieten, sie ist mit ihrer antimikrobiellen, antibakteriellen und wundheilenden Wirkung ein cleverer und faszinierender Schutzmechanismus. Allerdings darf man darüber einen anderen Mechanismus nicht vergessen, der eigentlich auf der Hand liegt und vielleicht nicht ganz so überraschend und clever ist, aber während der Geburt einen echt großen Auftritt hat: Die Käseschmiere ist, wie der Name schon sagt, schmierig, sie ist cremig, sie ist wächsern, und damit ist sie ein ausgezeichnetes hauseigenes Gleitmittel. Das Baby ist komplett damit eingeschmiert und entsprechend flutschig, und das hilft ihm, seinen Weg durch den engen Geburtskanal zu schaffen.

Käseschmiere spielt für das Kind aber nicht nur vor und während der Geburt eine bedeutende Rolle, sondern auch noch danach, denn der Schutz, den sie vor Keimen und Bakterien bietet, hört natürlich nicht schlagartig auf, wenn das Kind auf der Welt ist. Auch hier draußen ist die Käseschmiere noch antimikrobiell, antibakteriell, wasserabweisend, schützt die Haut des Neugeborenen vor dem Austrocknen und hält sie weich und geschmeidig.

Käseschmiere schützt die Haut vor dem Austrocknen und hält sie weich und geschmeidig – finden Sie nicht auch, das klingt nach einem tollen Kosmetikprodukt? Tatsächlich könnte man sich fragen, ob die Substanz, wenn sie die Haut so gut pflegt und schützt, nicht auch eine hervorragende Seife wäre, zumindest ist sie ja besonders hautverträglich, das ist doch schon mal ein guter Anfang. Der Gedanke ist vielleicht ein bisschen abwegig, aber nicht so abwegig, dass ihn nicht schon jemand gehabt hätte: In einer Studie haben Wissenschaftler tatsächlich untersucht, wie gut Käseschmiere verschmutzte Hände reinigt, und sie haben festgestellt, dass sie sich zum Händewaschen ebenso gut eignet wie übliche Substanzen zur Hautreinigung, also zum Beispiel Seife.

Es könnte sogar sein, dass die Käseschmiereschicht darüber hinaus wie ein *Isolator* wirkt und das Kind davor bewahrt auszukühlen, wenn es die warme Gebärmutter verlassen hat und in der kalten Außenwelt angekommen ist – aber da sind sich Wissenschaftler noch nicht ganz einig.

Einig sind sie sich jedoch darin, dass das Leben an der Luft etwas völlig anderes ist als das Leben im Fruchtwasser und dass das Baby sofort nach der Geburt beginnt, sich an die veränderte Situation anzupassen. Forscher nehmen an, dass ihm die Käseschmiere auch dabei hilft: Die Schmiere scheint die Haut des Babys zu unterstützen, den sogenannten *Säureschutzmantel* zu entwickeln, den wir Menschen besitzen. Damit ist kein Kleidungsstück gemeint, sondern eine spezielle Eigenschaft unserer Haut: Sie ist schwach sauer, das heißt, sie hat mit etwa 5,5 einen *pH-Wert* zwischen dem von Bier und dem von Milch, was uns vor einigen bakteriellen Infektionen schützt. Man hat beobachtet, dass die Haut eines neugeborenen Babys diesen Ziel-pH-Wert von 5,5 schneller erreicht, wenn man die Käseschmiere nach der Geburt auf der Haut belässt.

Der Säureschutzmantel ist ein cleveres Feature unseres Körpers. Die Haut außen ist leicht sauer, das Blut innen aber leicht alka-

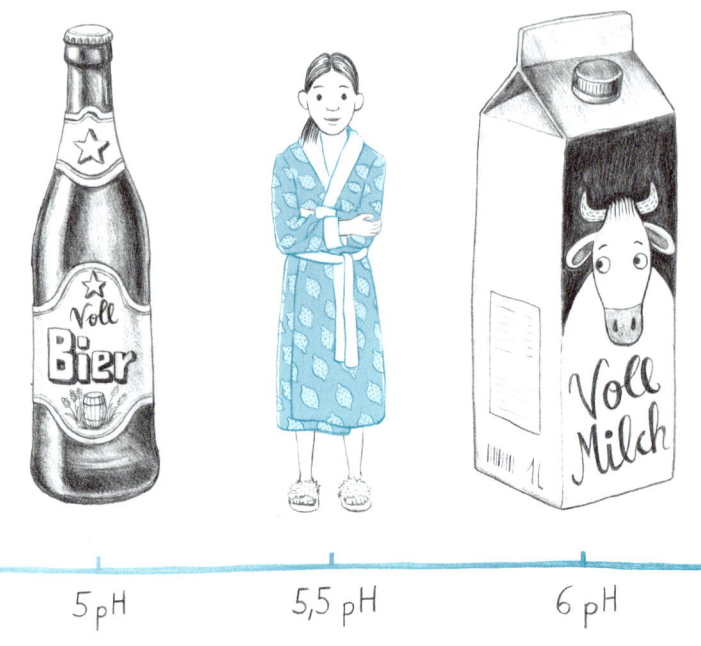

lisch. Das ist eine gute Kombination: Sollte sich ein Krankheitserreger an den pH-Wert der Haut anpassen und dann irgendwie ins Körperinnere gelangen können, wird er hier eine ganz andere Situation vorfinden, auf die er vermutlich nicht so gut vorbereitet ist. Der Film auf unserer Haut schützt uns übrigens nicht nur deshalb, weil er leicht sauer ist, sondern auch weil er Stoffe enthält, die Keime abtöten.

Sie mag also eklig aussehen (was einem Baby jedoch ziemlich gleichgültig zu sein scheint) und sich seltsam anfühlen, diese gelblich weiße, wächserne Käseschmiere auf der Haut des Kindes, aber man hält sie inzwischen für eine wichtige Bio-Schutzschicht und eine perfekte Hautpflege. Deshalb waschen sie Hebammen nach der Geburt auch nicht mehr ab, so wie sie es bei Blut, Fruchtwasser, Schleim und allem anderen machen, was das Baby sonst noch so aus dem Mutterbauch mitgebracht hat, sondern lassen sie einziehen.

Das war nicht immer so. Früher nahm man an, dass es ein neugeborenes Kind zum selbstständigen Atmen anregt, wenn man es ordentlich abwäscht und trocknet. Experten der *National Association of Neonatal Nurses* und der *Association of Women's Health, Obstetric and Neonatal Nurses* sind inzwischen aber der Ansicht, dass es keinen Grund gibt, die Käseschmiere abzuwischen, schon gar nicht aus hygienischen Gründen, schließlich ist sie antibakteriell und unterstützt die Wundheilung. Und auch die Weltgesundheitsorganisation WHO empfiehlt, Käseschmiere nach der Geburt auf der Haut des Kindes zu belassen. Das meiste verschwindet am ersten Tag nach der Geburt von selbst – es zieht ein oder verdunstet –, und spätestens nach einer Woche ist auch von der restlichen Käseschmiere am Baby nichts mehr zu sehen.

Manche Kinder sind übrigens, wenn sie auf die Welt kommen, von einer dicken Schicht Käseschmiere überzogen, während sich bei anderen bloß ein paar Spuren in schwer zugänglichen Körperfalten finden lassen. Wie kann es sein, dass Neugeborene so unterschiedlich stark mit dieser Schutzschicht ausgestattet sind, während andere Dinge von Baby zu Baby ziemlich gleich sind (zum Beispiel die Anzahl der Augen)?

Kinderärzte aus Ohio haben ein paar Gründe für den unterschiedlichen Bedeckungsgrad ausfindig gemacht. Zum einen liegt es am Geburtsalter: Je länger ein Baby im Bauch bleibt, desto weniger Käseschmiere trägt es auf der Haut, wenn es rauskommt. Babys, die erst nach der 40. Schwangerschaftswoche geboren werden (was man nicht gerade liebenswert, aber ziemlich anschaulich »übertragen« nennt), haben in der Regel nur wenig Käseschmiere am Leib, sie haben sie bei ihrem langen Aufenthalt im Fruchtwasser schon verbraucht. Bei Frühchen, die vor der 28. Schwangerschaftswoche auf die Welt kommen, sind die Zellen, die die Käseschmiere produzieren, hingegen noch nicht ausreichend gereift, sodass sie ebenfalls wenig oder gar keine Käseschmiere auf der Haut tragen, wenn sie geboren werden.

Es macht außerdem einen Unterschied, auf welche Weise die Kinder zur Welt kommen: Kinder, die natürlich geboren werden, haben in der Regel weniger Käseschmiere am Körper als Kaiserschnitt-Babys, weil sie sich bei dem Gequetsche und Gerutsche durch den engen Geburtskanal einen großen Teil bereits abgerieben haben. Die Kinderärzte aus Ohio haben weiterhin festgestellt, dass Mädchen mehr Käseschmiere mitbringen als Jungen, hellhäutige Kinder mehr als dunkelhäutige und Kinder, die ihren allerersten Stuhlgang an der Luft erledigen, mehr als die, die ihren Darm bereits im Fruchtwasser entleert haben.

Viel Luft um nichts?

Warum müssen
Babys so oft aufstoßen?

Eine typische Babymahlzeit endet unfein: Zufrieden lässt das Kind von der Brust oder dem Fläschchen ab, es wird auf den Arm genommen und an die Schulter gelegt, vielleicht wird es ein bisschen auf und ab gewippt und geschaukelt, vielleicht wird ihm leicht auf den Rücken geklopft – und irgendwann rülpst es aus voller Kehle. Mit diesem sogenannten »Bäuerchen« ist die Mahlzeit offiziell beendet.

»Bäuerchen« ist eine Verkleinerungs- und Verniedlichungsform des Wortes »Bauer«, ein sogenannter *Diminutiv*. Wie genau der Begriff »Bäuerchen« entstanden ist, ist nicht sicher, eine mögliche Erklärung liegt aber auf der Hand: Bauern wurde früher schlechtes Benehmen nachgesagt, und Rülpsen gehört hierzulande dazu, also wird ein Rülpser »Bäuerchen« genannt, was kurioserweise gleich schon viel gesitteter klingt als das Wort »Rülpser« selbst. (Vielleicht haben Bauern eben doch kein so schlechtes Image?) In der Schweiz spricht man von einem *Görps* oder *Görpsli*, Mediziner sagen *Ruktus, Ruktation* oder *Eflation*.

Das Bäuerchen des Babys ist häufig überraschend laut und heftig, es klingt wie der Rülpser eines Erwachsenen, nur ein bisschen höher, es changiert zwischen dem Quaken eines Froschs und dem Geräusch, das beim Ausdrücken einer fast leeren

Shampooflasche entsteht. Manchmal ist der Rülpser so laut, dass sich sogar das Baby selbst erschreckt und ängstlich aus der Wäsche guckt. (Allerdings ist auch das lauteste Babybäuerchen kein Vergleich zu dem, was der Brite Paul Hunn von sich gibt: 2009 hat er mit einer Lautstärke von 109,9 Dezibel gerülpst und hält seither den Weltrekord für den lautesten Rülpser. Es gibt ein Video davon, wie er den Weltrekord aufstellt, und es gibt auch ein Video davon, wie er Passanten in London anrülpst. Talente können sehr unterschiedlich sein. Paul Hunns Gerülpse ist erstaunlich und widerlich zugleich.)

Es klingt unkultiviert, was Babys nach dem Essen für Laute von sich geben, fast schon unappetitlich, aber weil sie klein und süß sind, kann man ihnen den fetten Rülpser, den sie nach jedem Essen ablassen, einfach nicht übel nehmen.

Die meisten Eltern finden das Bäuerchen witzig. Manche sind aber auch besorgt und fragen sich: Ist es normal, dass ein Baby so derb rülpst? Die Frage hat durchaus ihre Berechtigung, denn so richtig mag das ruppige Bölken nicht zum niedlichen kleinen Baby passen. So finden sich in Internet-Foren zahlreiche Berichte banger Eltern, denen das Rülpsen Angst macht. Sie schreiben: »Hilfe mein Baby ist nur noch am Rülpsen!!!!« (mit vier Ausrufezeichen, die Not scheint sehr groß zu sein), »Warum rülpst mein Kind so viel?«, »Danach hat er noch kurz gewürgt und was mach ich: Mir schon wieder Gedanken« oder »Baby ist ständig am aufstoßen????????????« (mit 12 Fragezeichen, hier scheint sich der Verfasser kurioserweise nicht ganz sicher zu sein). Andere Eltern hingegen sind beunruhigt, weil das Baby eben nicht rülpst. In Foren liest man zum Beispiel »Lena mag nicht rülpsen« (ein schöner Titel für ein Kinderbuch, oder?), »Wir haben alles versucht« und »Ich bin total verzweifelt« (das hingegen wäre durchaus kein unpassender Titel für ein Elternbuch). Die Antworten, die die bekümmerten Eltern in den Internet-Foren erhalten, sind selten hilfreich, zum Beispiel schreibt eine Mutter: »Mach mir da zwar überhaupt keine Sorgen weil, besser raus als rein, oder?«, was zwar eine handliche Maxime ist, aber nicht gerade klingt wie das fundierte Urteil einer Expertin.

Es wird sich also viel gesorgt um das große Gerülpse der kleinen Babys: Warum müssen sie so viel aufstoßen? Und ist es schlimm, wenn sie es nicht tun? Es scheint dringend nötig, diesen Fragen auf den Grund zu gehen. Sind die Sorgen rund ums Rülpsen berechtigt, oder ist es viel Luft um nichts?

Wenn ein Baby zu essen bekommt – Milch aus der Brust oder Säuglingsnahrung aus der Flasche –, dann isst es nicht, zumindest nicht so, wie wir Erwachsenen essen, sondern es saugt und schluckt. Dabei passiert es schnell, dass das Baby auch Luft herunterschluckt, zum Beispiel wenn es hungrig ist und gierig saugt, wenn es gerade noch geweint hat, wenn es beim Essen (beziehungsweise beim Saugen und Schlucken) mit dem Kopf zu niedrig liegt, gewissermaßen bergab, und generell, wenn es aus der Flasche trinkt. Die Luft, die das Baby mit herunterschluckt, landet im Magen, und hier sammelt sie sich erst einmal. So bildet sich ganz oben im Magen eine Luftblase, am höchsten Punkt, sozusagen in der Kuppel. Man kann sie von außen natürlich nicht sehen, aber sie ist auf Röntgenbildern gut zu erkennen.

Im Magen entstehen keine Gase, deshalb ist alles, was man hier an Luft findet, tatsächlich gewöhnliche Luft, die heruntergeschluckt wurde, das heißt vor allem *Sauerstoff* und *Stickstoff*. Bei jedem Schluck schieben wir Erwachsenen etwa 15 bis 20 Milliliter Luft mit runter, und so können sich in unserem Magen pro Tag etwa 2,5 Liter Luft ansammeln. Im Dünn- und vor allem im Dickdarm produzieren wir dann beim Verdauen munter selbst Gase – *Kohlenstoffdioxid*, *Wasserstoff*, *Methan* und *Schwefelwasserstoff*. Alles in allem entstehen jeden Tag in unserem Bauch insgesamt rund 25 Liter Gas, die aber zum Großteil direkt vor Ort wieder aufgenommen und weiterverwendet werden. Nur etwa ein bis zwei Liter verlassen den Körper täglich durch den Hinterausgang.

Die heruntergeschluckte Luft muss wieder raus aus dem Baby, das findet vor allem das Baby. Wenn sein Magen von der Luft wie ein Ballon aufgepustet und gedehnt wird, startet es ein automatisches Programm, einen *Reflex*, um diese Luft wieder loszuwerden. Zuerst kommt die sogenannte *vorübergehende Erschlaffung des unteren Speiseröhrenverschlusses*, das heißt, es öffnet für einen kurzen Moment die untere Klappe der Speiseröhre, sodass die Luft, die sich im oberen Magen gesammelt hat, nach oben in die Speiseröhre entweichen kann.

Die vorübergehende Erschlaffung des unteren Speiseröhrenverschlusses nennen Ärzte auf Englisch *transient lower esophageal sphincter relaxation* oder kurz TLESR, was nicht so gut auszusprechen ist (aber das ist den Ärzten wahrscheinlich egal). Rund um die Speiseröhre haben sie aber auch bessere Abkürzungen auf Lager: Die *gastroösophageale Refluxkrankheit*, bei der saurer Magensaft in die Speiseröhre zurückläuft, nennen sie GERD (für *gastroesophageal reflux disease*), und eine Spezialform, bei der die Speiseröhre nicht geschädigt wird, nennen sie NERD (für *non-erosive reflux disease*). Auf Deutsch spricht man, ebenfalls schön lautmalerisch, von einer GÖRK, einer *gastroösophagealen Refluxkrankheit*.

Nachdem das Baby die Luft aus dem oberen Magen in die Speiseröhre hat entweichen lassen, öffnet es genau im richtigen Moment den oberen Speiseröhrenverschluss. Schließlich zieht sich die Speiseröhre zusammen, perfekt auf die geöffneten Schleusen abgestimmt und im passenden Rhythmus, um die Luft von unten nach oben zu schieben. Das alles läuft automatisch im Baby ab und endet in einem kräftigen Rülpser. Das markante Geräusch dabei entsteht, wenn die Luft, die mit Druck aus dem Magen hochgepresst wird, durch den engen Eingang der Speiseröhre strömt.

Dass Luft, die oben aus der Speiseröhre herausströmt, ein Geräusch macht, hilft Menschen, denen der Kehlkopf entfernt wurde. Sie können nicht mehr sprechen, aber sie können lernen, das Rülpsgeräusch als Ersatzstimme zu nutzen. Sie schlucken Luft und pressen sie mit der Bauchmuskulatur durch die Speiseröhre wieder heraus; dabei gerät die Schleimhaut am oberen Speiseröhrenschließmuskel in Schwingung, und ein Ton entsteht. Mit Gaumen, Zunge und Lippen können daraus verschiedene Laute geformt werden. Es klingt nicht gut, eben wie gerülpst, aber es ist allemal besser, als gar nicht sprechen zu können. Fachleute nennen die Technik *Ösophagusstimme*, das heißt Speiseröhrenstimme, wohingegen man umgangssprachlich aus naheliegenden Gründen mitunter *Rülpsstimme* dazu sagt.

Rülpsen ist ein faszinierender, perfekt orchestrierter Körper-Mechanismus: Wird der Magen von Gasen aufgebläht – weil man Luft geschluckt hat oder Sprudel oder andere kohlendioxidhaltige Getränke zu sich genommen hat –, öffnet sich gewissermaßen eine Reihe von Ventilen, und das Gas zischt ab nach oben. Das ist auch nötig, denn verbliebe das Gas im Körper, gelangte es womöglich tiefer in den Verdauungstrakt und wanderte als Blasen durch den Darm, was heftige Schmerzen verursachen kann. Gerade Babys haben in den ersten Monaten oft mit Bauchkrämpfen zu kämpfen, da ist jeder Rülpser, der etwas Luft ablässt, höchst willkommen. (Es gibt für Gas, das sich im Magen sammelt, übrigens noch andere Wege ins Freie: Zum einen kann es den Hinterausgang nehmen und als Pups entweichen, zum anderen kann es auch ins Blut übergehen und über die Lunge ausgeatmet werden.)

Manche Menschen rülpsen öfter als andere – die einen, weil sie kein Benehmen haben, die anderen, weil bei ihnen der untere Speiseröhrenverschluss nicht gut abdichtet und sie schon bei geringeren Mengen Luft im Magen die Schleuse aufmachen. Auch bei Babys gibt es Rülpsunterschiede, allerdings haben sie nichts mit Benehmen zu tun (Babys haben noch keines, kein gutes und auch kein schlechtes) und meist auch nichts mit schlechter Abdichtung (die es bei Babys aber geben kann), sondern mit der Art der Ernährung: Kinder, die gestillt werden, rülpsen in der Regel weniger als die, die aus der Flasche trinken, schlicht deshalb, weil sie beim Trinken weniger Luft schlucken. Das liegt daran, dass sich die Brust besser an den Mund des Säuglings anpasst und die Milch auch gleichmäßiger herausfließen lässt, als es eine Flasche mit Sauger kann. Die Brust ist eben die perfekte Babytankstelle, das zeigt sich auch am Rülpsen.

An dieser Stelle noch ein Servicehinweis für alle, die öfter rülpsen: Je nachdem, wo Sie gerade sind, kann das teuer werden. Ein Wiener Barkeeper etwa hatte am 7. Februar 2016 nach dem Genuss eines Döners am Bahnhof laut gerülpst und wurde von einem Polizisten angezeigt, der fand, dass der Rülpser ein Verstoß gegen § 1 des *Wiener Landes-Sicherheitsgesetzes* ist. In der Begründung hieß es: »Sie haben am 07.02.2016 um 17.15 Uhr in 1020 Wien, Praterstern Ausgangsbereich Richtung Praterstraße durch folgende Begehungsweise den öffentlichen Anstand verletzt: lautes Rülpsen nächst der Polizeibeamten.« Der Barkeeper postete die Anzeige auf einer sozialen Plattform und schrieb dazu, wie es zu der Anzeige kam: Er habe einen Döner »wie immer mit bissi scharf und Zwiebel« gegessen, dann die »Kontrolle verloren« und gerülpst. Die Istanbuler Imbiss-Kette *Kasap Döner*, bei der der Barkeeper den vermeintlichen Rülps-Döner gekauft hatte und die über die Schlagzeilen aus Wien wahrscheinlich wenig erfreut war, übernahm die 70 Euro Rülpsstrafe. Das Verfahren wurde allerdings eingestellt, der Barkeeper will die 70 Euro nun dem Wiener Tierschutzverein spenden.

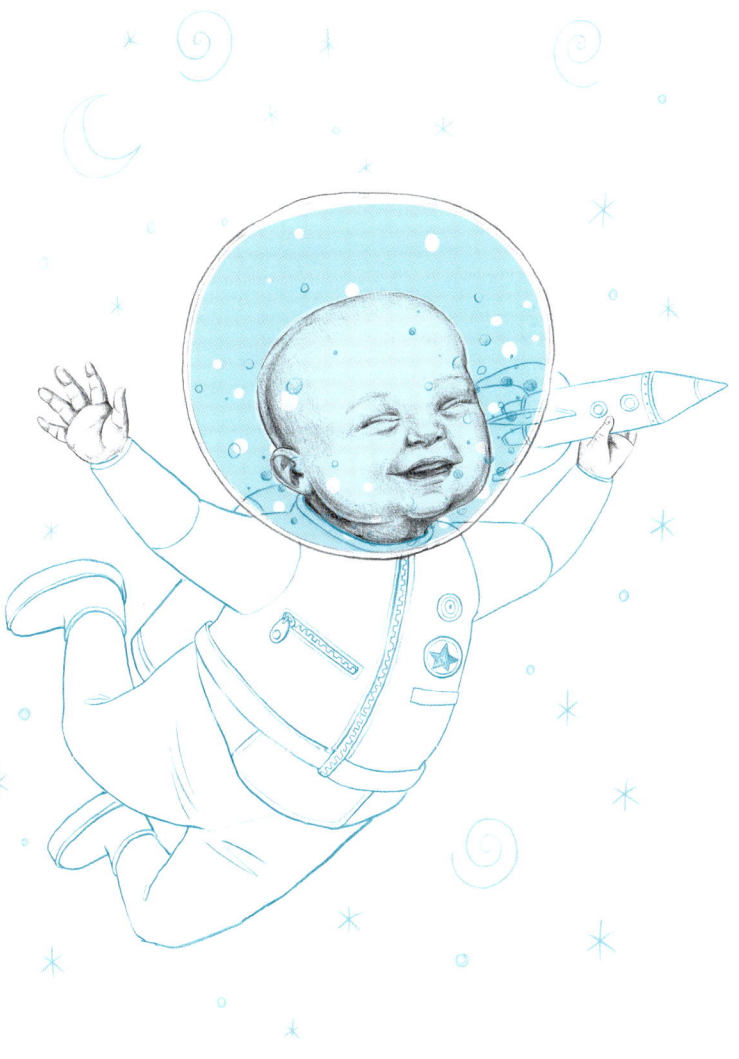

Säuglinge rülpsen oft – nicht nur, weil sie Luft schlucken, sondern auch, weil ihr Magen noch relativ klein ist und nicht so viel Platz bietet. Allerdings bleibt es nicht immer beim Bäuerchen, oft kommt auch noch eine Portion der letzten Mahlzeit mit, und die Kinder erbrechen beim Rülpsen einen Schluck Milch. (Das Problem kennen Astronauten: In Schwerelosigkeit sind Nahrung und Luft im Magen nicht so schön getrennt wie auf der Erde – Nahrung unten, Luft oben –, sondern gut durchgemischt. Astronauten können im Weltall zwar aufstoßen, es ist aber ein feuchtes Aufstoßen, weil das, was rauskommt, nicht nur Gas ist, sondern ein Gemisch aus Gas und flüssigem Mageninhalt.)

Damit hat das Rülpsen ein feststoffliches Upgrade bekommen und ist genau genommen kein Rülpsen mehr, in der Umgangssprache fehlt uns allerdings ein passendes Wort dafür, wenn ein Baby beim Aufstoßen eine kleine Portion Milch mit ausspuckt. Mediziner sprechen hier von einem *Reflux*, also einem Rückfluss. Das ist aber nichts, was Eltern Sorgen bereiten muss, denn Babys sind eben noch nicht ganz fertig, sie sind noch klein und weich und schlaff, und der Verschlussmuskel zwischen Magen und Speiseröhre ist einfach noch zu schwach, um richtig gut abzudichten, deshalb passiert es immer mal wieder, dass Babys etwas Nahrung herausläuft, manchmal mit, manchmal aber auch ohne Rülpser. In den ersten Lebensmonaten ist ein solches schlaffes Erbrechen kein Statement der Babys, was sie vom Leben auf der Erde halten, sondern ganz normal, vor allem wenn sie etwas zu früh geboren wurden und noch nicht ganz reif sind. 70 Prozent aller gesunden Säuglinge spucken gelegentlich einen Teil ihres Essens wieder aus.

Wenn einem Baby häufiger Halbverdautes aus dem Mund läuft, hilft es, es nach dem Füttern nicht sofort wieder flach hinzulegen, sondern es noch eine Weile aufrecht auf dem Arm zu tragen (das Baby, nicht das Halbverdaute). Ebenso kann es Abhilfe schaffen, wenn man das Kopfende des Kinderbetts hochstellt, sodass das Baby dauerhaft mit dem Kopf etwas höher liegt und Milch, Brei und Magensaft nicht so leicht herauslaufen können. Die *Deutsche Gesellschaft für Gesundheitsinformationen im Netz* hält noch mehr Tipps für Eltern bereit, unter anderem:

- Eltern sollten Babyschalen und -wippen vermeiden, denn in diesen liegen die Kinder gekrümmt, was für zusätzlich Druck auf den Magen sorgt.
- Zu fest angelegte Windeln und stramme Hosenbündchen können auf den Bauch drücken und so Mageninhalt nach oben pressen.
- Säuglinge sollten dazu animiert werden, auch an einer fast leeren Brust zu saugen. (Sie sollen sozusagen den Teller leer essen.) Es kommt zwar nicht mehr so viel Milch raus, aber durch das Saugen wird Speichel produziert, was die Verdauung anregt.
- Eltern, die ihr Baby mit der Flasche füttern, sollten darauf achten, dass das Loch des Saugers nicht zu groß ist. Bei einem großen Loch kommt besonders viel Luft mit, wenn das Baby hastig saugt. (Das Motto »Viel hilft viel« stimmt also nicht, schon gar nicht beim Essen.)
- Weinen erhöht den Druck im Bauchraum, was wiederum dazu führt, dass Nahrung leichter durch den Eingang zurückfließt. Am besten ist, wenn das Kind beim Trinken ganz entspannt ist.
- Eltern sollten in der Nähe des Kindes nicht rauchen. (Das sollten sie sowieso nicht, aber es erhöht auch das Refluxrisiko erheblich.)
- Stillende Mütter sollten keinen Kaffee trinken, denn sie geben das Koffein darin über die Muttermilch an das Baby weiter (gewissermaßen geben sie dem Baby einen Milchkaffee), und im Baby angekommen trägt das Koffein dazu bei, den Schließmuskel am Mageneingang zu lockern.

Eltern können also einiges tun, um dem Kind zu helfen, möglichst viel frisch aufgenommene Nahrung im Magen zu behalten, aber dass hin und wieder ein Schluck Halbverdautes aus einem Baby rausläuft, müssen sie hinnehmen, es ist ganz normal und passiert eben von Zeit zu Zeit. (Halbgefrorenes ist übrigens eine Dessert-Spezialität. Halbverdautes nicht.) Viele Eltern legen sich deshalb zum Schutz ihrer Kleidung und zum schnellen Abwischen ein sogenanntes *Spucktuch* über die Schulter, wenn sie ihr Baby nach dem Essen herumtragen. Der Name ist Programm, auch auf Englisch, wo das Spucktuch *burp cloth* heißt, also Rülpstuch.

Vielleicht fragen auch Sie sich bei diesem heiteren Thema: Stimmt eigentlich der alte Spruch »Speikinder sind Gedeihkinder«? Volksweisheiten und Sprichwörter tragen ja oft etwas Wahres in sich. Wie verhält es sich in diesem Fall? Leider kann ich das nicht kurz und knapp beantworten, sondern muss ein bisschen penibel sein, denn um eine Aussage über den Wahrheitsgehalt des Spruchs treffen zu können, muss man erst einmal verstehen, was er überhaupt bedeutet, und da bin ich mir nicht ganz sicher. Was genau ist mit »speien« und was mit »gedeihen« gemeint?

Vielen Kindern läuft hin und wieder ein Schluck ihrer Nahrung die Speiseröhre hoch und aus dem Mund, aber bei den allermeisten Kindern hört das Speien spätestens im zweiten Lebensjahr von alleine wieder auf. Im Alter von zehn Monaten kommt das flüssige Aufstoßen nur noch bei etwa 5 Prozent der Kinder vor. Insofern kann man den Spruch für richtig halten, wenn er bedeuten soll: Kinder, die ab und an ein wenig erbrechen, sind nicht krank, sondern gesund.

Allerdings weiß man inzwischen, dass sogenannte Speikinder später im Schulalter häufiger an Sodbrennen und saurem Aufstoßen leiden als Kinder, die als Säuglinge nicht oder nur wenig gespuckt haben, und Sodbrennen und saures Aufstoßen sind ja wohl keine Anzeichen von prächtigem Gedeihen. Und falls mit »speien« nicht nur ein gelegentliches minimales Erbrechen gemeint ist und der Spruch eher bedeuten soll, dass es ein Zeichen guter Entwicklung ist, wenn Babys sich heftig übergeben, dann ist er definitiv falsch.

Wenn ein Baby häufig und schwallartig erbricht, muss es zum Arzt. Es ist natürlich nicht ganz einfach zu erkennen, wo normales Erbrechen aufhört und wo eine Krankheit anfängt, schon gar nicht für junge, besorgte Eltern, allein deshalb, weil das, was Babys nach dem Essen ausspeien, oft nach mehr aussieht, als es tatsächlich ist; aus dem Grund schreiben Experten in der Zeitschrift *Der Gastroenterologe*, die Regel »Speikinder sind Gedeihkinder« sei längst nicht mehr haltbar, und verweisen darauf, dass es spezialisierte Kinderärzte gibt, die im Zweifelsfall herausfinden, was Sache ist.

Besorgte Eltern kann ich aber beruhigen und ihnen sagen: Es ist ganz normal, dass ein Kind hin und wieder einen Schluck seines Essens ausspuckt und den Eltern als Rinnsal auf den Pullover drapiert. Und keine Sorge, es ist auch ganz normal, dass ein Kind häufig rülpst.

Eine elterliche Sorge zum Thema Aufstoßen gibt es aber noch: Was ist, wenn ein Kind nach dem Essen gar kein Bäuerchen macht? Muss man ihm helfen? Schließlich ist Luft im Magen-Darm-Trakt schmerzhaft. Wie kriegt man den Rülpser am besten raus aus dem Kind? An Ratschlägen mangelt es auch bei dieser Frage nicht. Ob von anderen Eltern, von der Hebamme, von Freunden oder Angehörigen, ob in Ratgebern oder im Internet – Eltern finden unzählige Tipps und Tricks rund um die Frage, wie man Babys zum Rülpsen bewegt.

Die amerikanische Mutter, Vloggerin und Autorin Mama Natural (das ist nicht ihr echter Name, wie Sie vielleicht schon vermutet haben, die Frau heißt in Wirklichkeit Genevieve Howland) hat hierfür zum Beispiel sage und schreibe 13 verschiedene Methoden aufgelistet. Ich frage mich zwar, wer so viele Techniken benötigt, aber wenn ich mich an die Eltern erinnere, die in den Internetforen vor lauter Verzweiflung über ihre rülpsenden Babys in stürmische Satzzeichenexzesse verfallen und ein Vielfaches an Frage- und Ausrufezeichen eintippen, um ihren Klagen Nachdruck zu verleihen, dann kann ich mir vorstellen, dass es andersherum auch enormen Bedarf für Rülps-Hilfestellungen gibt.

In der Liste von Mama Natural finden sich Klassiker wie »Baby über die Schulter legen und ihm den Rücken tätscheln« und »Baby mit Bauch nach unten über das Knie legen und ihm den Rücken tätscheln«, aber auch Handgriffe mit längerer Bedienungsanleitung wie zum Beispiel »Großmutters Rülpser«: Baby auf den Schoß setzen, Handballen gegen den Babybauch drücken, das Babykinn mit den Fingern festhalten und so den Kopf stützen, mit Daumen und Zeigefinger den Babyrücken hinauffahren (dankenswerterweise erwähnt Frau »Natural« hier immer wieder das Baby, sonst könnte man vielleicht noch auf den Gedanken kommen, dass »Großmutters Rülpser« eine Anleitung ist, um die Großmutter zum Rülpsen zu bringen). Auch interessant, aber ebenfalls mit etwas Leseaufwand verbunden ist die Methode »Tanz den Rülpser raus«: Baby aufs Knie setzen, seinen Rumpf sicher mit den Händen halten, dann mit dem Oberkörper rhythmisch von links nach rechts und wieder zurück bewegen, dabei leicht mit dem Knie wippen. Wer zweifelt, ob er übermüdet von kurzen Nächten und gestresst vom Babygeschrei die Anleitung richtig versteht und die Rülpsübungen korrekt umsetzt, für den ist zu guter Letzt noch ein einfacher Tipp dabei: Baby aufrecht vor der Brust in einem Tuch oder einer Babytrage tragen. Die Autorin merkt an, dass man dabei sogar noch Erledigungen machen oder spazieren gehen kann. Mit der Menge an Optionen, von »nicht der Rede wert« bis Yoga-Meister, sollte beim Babyrülpser doch nichts mehr schiefgehen, oder?

Es muss auch nicht immer nur Gymnastik sein. Eltern, die nicht so gern auf ihrem Kind herumklopfen oder es hin und her wippen wollen, greifen vielleicht zu Pillen, die Luftbläschen im Verdauungstrakt zersetzen und so Koliken verhindern oder abmildern sollen. In den USA heißen diese Präparate anschaulich *Antigas Drops* oder *Gas Relief Drops*, in Deutschland kann man sie unter verschiedenen Markennamen kaufen. Oft enthalten sie den Wirkstoff *Simeticon*, einen sogenannten Entschäumer, der die Gasbläschen, die sich im Babybauch gebildet haben, platzen lässt, indem er ihre Oberflächenspannung verringert. Wenn die Bläschen zerfallen, kann das endlich befreite Gas das Baby auf ganz natürlichem Wege verlassen – entweder indem es, still und heimlich, durch die Darmwand aufgenommen oder indem es, nicht selten für alle Umstehenden gut hörbar, durch den Darmausgang herausgeleitet wird.

Man kann mit einem Baby, dem man beim Aufstoßen helfen möchte, also eine ganze Menge anstellen, aber ist das überhaupt nötig? Muss ein Baby nach dem Essen unbedingt rülpsen, oder kann man es getrost dem Kind überlassen, ob es ein Bäuerchen machen möchte oder nicht? Diese Frage hat sich auch die indische Ärztin Bhavneet Bharti gestellt. Sie fand es anstrengend, ihr Kind nach jeder Mahlzeit zum Rülpsen zu bringen, und hatte Berichte von Eltern gehört, die völlig erschöpft waren, weil sie Nacht für Nacht Stunden wach bleiben, um ihrem Kind so lange auf den Rücken zu klopfen, bis es endlich aufstößt. Bharti suchte also nach wissenschaftlichen Belegen dafür, dass das Aufstoßen der Babys wirklich notwendig oder zumindest wichtig ist. Sie fand zwar eine Empfehlung der *American Academy of Pediatrics*, einem Verband US-amerikanischer Kinderärzte, dass Eltern ihren Kindern helfen sollten, ein Bäuerchen zu machen, aber keine handfesten, wissenschaftlichen Begründungen. Also ging sie der Frage selbst nach und befragte 71 Mütter. Die Befragung zeigte: Ein Bäuerchen nach dem Essen scheint zwar üblich zu sein, Koliken aber nicht zu verhindern oder zu verringern, denn die Rülpsbabys weinten genauso oft wie die Nicht-Rülpser. Dafür haben Rülpsbabys doppelt so oft etwas ausgespuckt.

Für Experten reicht die Studie allerdings noch nicht aus, um die Frage, ob Aufstoßen bei Säuglingen gegen Koliken hilft, endgültig zu beantworten. Schließlich wurde die Studie in Indien gemacht, und es mag sein, dass es sich in anderen Teilen der Welt anders verhält; man darf die Resultate also nicht einfach so auf den Rest der Welt übertragen. Auch war die Untersuchung von Bhavneet Bharti keine Blindstudie, sondern kann zu falschen Ergebnissen kommen, weil die beteiligten Mütter ja wussten, ob ihre Babys in der Rülpser-Gruppe sind oder in der Nicht-Rülpser-Gruppe, und sie die Studie durch dieses Wissen und ihre Erwartungen womöglich beeinflusst haben, ob bewusst oder unbewusst. Außerdem basieren die Schlüsse nur auf den Aussagen der Mütter, und die können sich auch falsch erinnert haben. Die Wissenschaftler haben jedenfalls nicht selbst gezählt, wie oft die Babys tatsächlich gerülpst und geweint haben. Außerdem wurden nur 71 Mütter beziehungsweise Babys einbezogen. All das verringert die Aussagekraft der Studie.

Es kann also gut sein, dass an der weitverbreiteten Tradition, ein Baby nach dem Essen ein Bäuerchen machen zu lassen, doch etwas dran ist und dass das Aufstoßen für irgendetwas gut ist. Nicht selten verbergen sich hinter Traditionen gute Gründe, und es ist möglich, dass sie in der indischen Studie einfach nicht sichtbar geworden sind. Und wenn Eltern das Gefühl haben, ihrem Baby damit etwas Gutes zu tun, dann ist aus Sicht der Wissenschaft auch nichts falsch daran, seinem Baby nach dem Essen den Rücken zu tätscheln, die Eltern müssen dann vielleicht nur mit dem ein oder anderen zusätzlichen Schwall Halbverdautem leben. Bhavneet Bharti jedenfalls betont, dass sie nicht das gelegentliche Bäuerchen infrage stellt, sondern nur das feste Ritual nach jeder Mahlzeit.

Gesunde Spucke

Sollen Eltern Schnuller ablecken?

Seit ich ein Kind habe, finde ich nichts mehr eklig. Dachte ich zumindest. Denn obwohl der permanente Kontakt mit Körperausscheidungen, den das Baby in mein Leben gebracht hat, mich abgehärtet hat, gibt es noch immer ein paar Dinge, die ich ganz schön widerlich finde. Eines davon erlebe ich hin und wieder auf dem Spielplatz, in der Straßenbahn oder in der Stadt, und es lässt mich jedes Mal schaudern: Ein Kind spuckt seinen Schnuller aus, er fällt auf den Boden – zwischen Schuhe, Hunde, Tauben, ausgespuckte Kaugummis und platt getretene Zigaretten, in Matsche, Kies oder Staub –, die Mutter bückt sich, hebt ihn auf, und bevor sie dem Kind den ausgespuckten Schnuller zurückgibt, steckt sie ihn sich selbst in den Mund und lutscht ihn ab. Da schüttelt es mich. Auf die Idee, einen vollgesabberten und in den Dreck gefallenen Nuckel abzulecken, bin ich noch nie gekommen. Natürlich sollte man einen heruntergefallenen Schnuller säubern, bevor man ihn dem Kind zurückgibt, und natürlich muss man unterwegs improvisieren, wenn man nicht gerade zufällig eine Spüle mit fließendem Wasser dabeihat, das ist mir klar, aber den Schnuller mit dem eigenen Speichel abzuwaschen, finde ich nicht nur ziemlich ekelhaft, sondern ich habe auch das Gefühl, dass es nicht richtig ist.

Manche Eltern sind da ganz anderer Ansicht: Sie finden, dass das Ablecken des Babyschnullers dem Kind sogar guttut, weil ein von den Eltern abgeleckter Schnuller die Abwehrkräfte des Kindes stärkt. So grauslich es auch klingt – stimmt es womöglich? Ganz abwegig klingt es nicht, unser Körper hält schließlich eine Menge cleverer Mechanismen parat, um uns vor Krankheiten zu schützen. Gehört die Spucke der Eltern dazu? Muss ich etwa meinen Ekel überwinden und demnächst, zum Wohle meiner Tochter, auch ihre Schnuller ablutschen, um ihr Immunsystem zu stärken?

Tatsächlich gibt es eine wissenschaftliche Theorie, die dafür sprechen könnte, die sogenannte *Hygienehypothese*. Mit ihr erklären Wissenschaftler eine Handvoll faszinierender Beobachtungen: Man hat zum Beispiel festgestellt, dass immer mehr Stadtmenschen an Allergien erkranken. Man hat auch bemerkt, dass Kinder, die auf einem Bauernhof aufwachsen und sich häufig im Kuhstall herumtreiben, seltener Asthma und Heuschnupfen entwickeln als solche, die nicht auf einem Bauernhof leben. Außerdem hat man herausgefunden, dass Einzelkinder öfter allergisch auf etwas reagieren als Kinder mit mehreren Geschwistern.

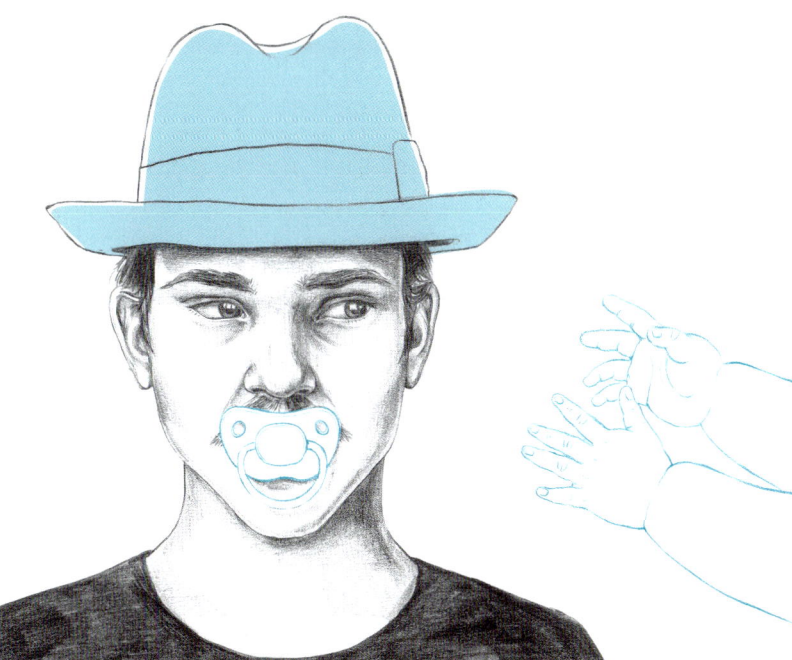

Der Grund für all diese faszinierenden Phänomene könnte Dreck sein. Vielleicht braucht unser Immunsystem einfach ein bisschen Schmutz, um sich gut zu entwickeln – das ist die Idee bei der Hygienehypothese: Wenn sich das Immunsystem mit Matsch, Staub, Bakterien, Viren, Pilzen und Würmern auseinandersetzen muss, die es etwa aus dem Kuhstall oder von verrotzten Geschwistern bekommt, wird es durch diese bunte Mischung an Parasiten und Mikroben trainiert. Ist die Umgebung hingegen zu sauber oder vielleicht sogar übertrieben hygienisch, dann fehlt dem Immunsystem die nötige Anregung, um aktiv zu werden, es ist praktisch unterbeschäftigt und tobt sich dann dadurch aus, dass es allergische Reaktionen ausbildet. Das zumindest erklären Experten vom *Deutschen Forschungszentrum für Gesundheit und Umwelt*.

Wahrscheinlich haben Eltern diese Idee im Kopf, diese Hygienehypothese, wenn sie die Schnuller ihres Kindes ablecken: Sie glauben, fremde Bakterien (das heißt: ihre) trainieren das Immunsystem des Kindes und schützen es somit vor Allergien. Haben sie damit recht? Müssen es gar nicht Ferien auf dem Bauernhof sein, um die Abwehrkräfte anzukurbeln, sondern reicht auch ein Schluck von Mamas Spucke?

Mir kommen da gerade zwei Ideen. Erstens, wenn das mit der Hygienehypothese stimmt und Dreck und Mikroben das kindliche Immunsystem tatsächlich aktivieren, wozu sollte man dann einen heruntergefallenen Schnuller überhaupt noch ablecken? Er hat schließlich auf dem Boden gelegen, ist vielleicht so dreckig, wie er ist, überaus gesund, und man sollte sich hüten, den bekömmlichen Schmutz abzulutschen. Und zweitens, wenn Eltern glauben, dass eine Portion ihrer Spucke gut fürs Kind ist, wozu warten sie dann extra auf die Gelegenheit, dass mal ein Schnuller in den Dreck fällt? Sie können das Kind doch auch jederzeit einfach ohne Anlass anspucken. Um die Gemüter nicht unnötig zu erhitzen, lasse ich diese sehr interessanten Ansätze aber mal außen vor.

Bakterien sind nicht grundsätzlich schlecht für uns. Mit vielen von ihnen leben wir sogar zusammen und verstehen uns prima: Wir tragen sie auf der Haut mit uns herum, in der Lunge, im Darm, im Mund und an vielen anderen Stellen. Wir beherbergen alles in allem eine unvorstellbare Menge von ihnen. Zählt man nur die Zellen, so ist die Bilanz erstaunlich: Wir tragen etwa genauso viele Bakterienzellen mit uns herum, wie wir als Menschen selbst Zellen besitzen. Man könnte sagen: Wenn man nur die Zellen zählt, besteht ein Mensch genau genommen nur zu 50 Prozent aus Mensch.

Die Bakterien, die in unserem Körper wohnen, gehören zu uns. Trotzdem bewies der Liedtexter Gregor Rottschalk 1975 ein gutes Händchen, als er sich für die Zeile »Er gehört zu mir / wie mein Name an der Tür« entschied, und nicht etwa für »Er gehört zu mir / wie die Bakterien in meinem Darm«. Das ist zwar auch ein starkes Bild, reimt sich aber nicht so schön und hätte bei Marianne Rosenberg höchstwahrscheinlich für einen etwas anderen Karriereverlauf gesorgt.

Die Bakterien, die wir mit uns herumtragen, helfen mit, dass wir funktionieren. Allerdings haben Wissenschaftler noch nicht verstanden, wie dieses faszinierende und komplexe Zusammenleben zwischen Menschen und Mikroben im Detail abläuft und insbesondere welche Mikroben in welcher Menge und an welcher Stelle in unserem Körper was genau bewirken. Die dreckige Umgebung auf einem Bauernhof scheint zwar das kindliche Immunsystem abzuhärten, das heißt aber noch lange nicht, dass es Mutters Spucke-Cocktail ebenfalls tut. Die Hygienehypothese kann einen schon auf die Idee bringen, dass das so sein könnte, sie garantiert aber nicht, dass es tatsächlich so ist, schließlich ist sie, wie der Name schon sagt, erst einmal nur eine Hypothese, das heißt eine Vermutung.

Man muss also ganz konkret untersuchen, ob sich bei Kindern irgendwelche Auswirkungen beobachten lassen, wenn die Eltern ihre Schnuller ablecken. Forscher aus Schweden haben das getan: Sie haben die Eltern von rund 180 Säuglingen gefragt, wie sie mit Schnullern umgehen, haben den Speichel der Kinder analysiert und schließlich einmal nach eineinhalb Jahren und dann wieder nach drei Jahren nachgeschaut, ob die Kinder Anzeichen von Allergien zeigen, zum Beispiel von Neurodermitis oder Asthma.

Bei dieser Untersuchung kam heraus, dass etwa ein Drittel der Eltern tatsächlich Babyschnuller ableckte. Außerdem zeigte sich, dass die Kinder in diesen Fällen andere Bakterien im Mund trugen als die Kinder, deren Eltern nicht am Schnuller herumlutschten. Wenn Eltern Schnuller ablecken, verändern sie damit also offenbar die Bakteriengemeinschaft im Mund ihres Kindes. Aber hat das irgendwelche Konsequenzen?

Die schwedischen Wissenschaftler haben bei ihrer Untersuchung entdeckt, dass die Kinder mit abgelecktem Schnuller tatsächlich seltener Allergien entwickelten als die anderen. Die schwedische Studie scheint den Lutscheltern also recht zu geben. Jedoch muss man bei Studien immer ins Kleingedruckte schauen, und wenn man das in diesem Fall tut, stellt man leider fest, dass die schwedische Studie bestenfalls Anhaltspunkte gibt, man aus ihr jedoch nicht sicher schließen kann, dass es wirklich vor Allergien schützt, wenn Eltern den Schnuller in den Mund nehmen. Denn erstens haben die schwedischen Wissenschaftler in ihrer Studie zu wenige Kinder untersucht, um verlässliche Rückschlüsse auf die Allgemeinheit ziehen zu können, und zweitens haben sie wichtige Risikofaktoren für Allergien nicht berücksichtigt, etwa ob die Kinder gestillt wurden oder die Eltern selbst Allergien haben. Man kann also leider nicht sicher sagen, dass das geringere Allergierisiko, das sie beobachtet haben, tatsächlich vom Schnullerablecken kommt – es könnte auch ganz andere Gründe haben.

Im Jahr 2018 haben sich Forscher erneut mit abgeleckten Schnullern befasst, dieses Mal ein Team aus Detroit. Die Wissenschaftler haben Mütter gefragt, wie sie die Schnuller ihrer Babys reinigen – die meisten benutzten Wasser und Spülmittel, einige sterilisierten die Nuckel, ein paar gaben aber auch an, dass sie die Schnuller ablecken. Die Wissenschaftler untersuchten auch, wie viel *Immunglobulin E* die Babys in ihrem Blut hatten, ein *Antikörper*, der wahrscheinlich Allergien und Asthma verursacht – und tatsächlich fanden sie bei Kindern mit abgelutschten Nuckeln weniger davon. Doch die Lutscheltern können noch immer nicht frohlocken, denn auch diese Studie ist nicht aussagekräftig: Man kann nicht erkennen, ob dieser geringere Antikörperwert, der bei manchen Kindern gefunden wurde, dem abgeleckten Schnuller zu verdanken ist oder vielleicht ganz andere Gründe hat. Außerdem haben auch die Forscher aus Detroit nur wenige Kinder untersucht.

Die Wissenschaft bietet zurzeit also nur eine unbefriedigende Antwort auf die Schnullerfrage. Studien liefern zwar Hinweise darauf, dass abgeleckte Schnuller das Allergierisiko senken könnten, aber es könnte eben auch ganz anders sein. Um sich sicher zu sein, muss noch weiter geforscht werden, was Allergien mit abgelutschten Schnullern zu tun haben, das erwähnen die Wissenschaftler aus Detroit sogar ehrlicherweise in ihrem Bericht. Und keineswegs sprechen alle Indizien ausschließlich für das Schnullerablecken. Bevor man seinem Kind einen Schluck vermeintlich gesunder Bakterien aus seinem Mund einschenkt, sollte man zum Beispiel daran denken, dass man ihm damit womöglich auch Krankheitserreger zukommen lässt, die es sonst nicht gehabt hätte, zum Beispiel Erkältungskeime oder Herpesviren. Gerade Herpesviren, die bei Erwachsenen nur ein lästiges Übel sind, können für Säuglinge gefährlich werden, warnt die *Informationsstelle für Kariesprophylaxe des Deutschen Arbeitskreises für Zahnheilkunde.*

Apropos Kariesprophylaxe: Was ist eigentlich mit Karies? Steckt man sein Kind nicht auch mit Karies an, wenn man ihm einen Schnuller reinschiebt, den man selbst im Mund hatte? Auch in dieser Frage sind sich Wissenschaftler nicht ganz einig. Man weiß nicht genau, ob man jemanden über seine Spucke überhaupt mit Karies infizieren kann; zumindest der Präsident der Deutschen Gesellschaft für Präventivzahnmedizin glaubte in einem Artikel aus dem Jahr 2018 nicht daran.

Vergessen wir die Frage nach dem Ablecken mal für einen Moment. Ich schätze, alle Eltern – ob überzeugte Schnullerlutscher oder nicht – sind sich einig, dass man Schnuller hin und wieder reinigen sollte, ganz unabhängig davon, ob sie in den Dreck gefallen sind oder nicht. Sie werden schließlich permanent von der Babyzunge umschmeichelt und umspeichelt, das heißt gewissermaßen in Bakterien gebadet, und das Ganze bei angenehm-wohliger Körpertemperatur, was beste Bedingungen für Bakterien sind, um sich niederzulassen und zu gedeihen. So ist so ein Schnuller, wenn man ihn nicht säubert, mit einem regelrechten Biofilm an Bakterien und Pilzen überzogen.

Wissenschaftler aus Südafrika wollten wissen, wie man diesen Biofilm auf einem Schnuller am besten entfernt, und haben dazu Schnuller mit Mikroben überzogen, gereinigt und untersucht. Auf 36 Nuckel haben sie *Streptococcus mutans* geschmiert, eine Bakterienart aus der Gattung der *Streptokokken*, die in Speichel enthalten ist, und auf 36 andere haben sie *Candida albicans* gesetzt, Pilze, die sich typischerweise im Mund und Rachen finden lassen. Nun haben die Wissenschaftler in beiden Gruppen – bei den Bakterienschnullern wie bei den Pilzschnullern – jeweils das erste Drittel der Schnuller mit sterilem, destilliertem Wasser gewaschen, das zweite Drittel mit alkoholfreier Mundspülung desinfiziert und das verbleibende Drittel eine Runde in der Mikrowelle drehen lassen.

Das Experiment ergab nach abschließendem Vergleich der drei Reinigungsmethoden: Eine Mikrowelle erledigt mehr Pilze als eine Mundspülung, bei den Bakterien waren Mikrowelle und Mundspülung etwa gleich gut. Wenig überraschend war das Wasser weit abgeschlagen, es hat weder den Bakterien noch den Pilzen etwas anhaben können. In einer anderen Untersuchung zeigte sich aber, dass auch das Abkochen des Schnullers eine gute Möglichkeit ist, Bakterien loszuwerden.

Brasilianische Wissenschaftler haben ähnliche Experimente gemacht, aber zusätzlich zum Schnuller auch mit Zahnbürsten, und empfehlen: Mundspülung und Mikrowelle desinfizieren auch Zahnbürsten, zumindest entfernen sie das Spuckebakterium Streptococcus mutans gleich gut.

Ein Schnuller ist übrigens nicht nur für Kinder attraktiv, sondern auch für Wissenschaftler, denn er wirft einige Fragen auf. Zum Beispiel: Stört ein Schnuller beim Sprechenlernen? Sprechen ist immerhin ein komplizierter Vorgang – Kehlkopf, Zunge und Lippen müssen filigran bewegt werden und perfekt zusammenspielen, um die richtigen Laute in der richtigen Kombination zu produzieren. Das zu lernen – über Monate zuzuhören, auszuprobieren, zu vergleichen, neu zu probieren – ist mühsam. Man kann sich vorstellen, dass es bei diesem komplizierten Prozess nicht gerade hilfreich ist, wenn man auch noch einen Stöpsel im Mund trägt, mit dem man nur dumpfes Genuschel von sich geben kann.

Australische und britische Wissenschaftler haben sich im Jahr 2018 also gefragt, ob Dinge, an denen Kinder gemeinhin gerne nuckeln (das sind: Brustwarze, Schnuller, Fläschchen, Daumen) irgendeine Auswirkung darauf haben, wie sie sprechen lernen. Um die Frage zu beantworten, haben sie zum einen bei 199 Vorschulkindern bewertet, wie sie sprechen, und zum anderen die Eltern nach den Nuckelgewohnheiten gefragt (nach den Nuckelgewohnheiten der Kinder, nicht den eigenen, das sollte man bei dem Thema besser explizit dazusagen). Die

Untersuchung hat ergeben: Die meisten Kinder haben auch mit über einem Jahr noch an irgendetwas genuckelt (ein Drittel der Kinder wurde noch gestillt, fast drei Viertel bekamen Flaschennahrung, und ebenfalls drei Viertel nahmen noch einen Schnuller), die Wissenschaftler konnten aber keinen Zusammenhang zwischen Nuckeln und bestimmten Aussprachestörungen finden. Es sieht also so aus, als sei ein Schnuller kein Hindernis beim Sprechenlernen.

Die Wissenschaftler haben in ihrer Studie sogenannte *phonologische Störungen* untersucht, bei denen Kinder zwar einzelne Laute technisch sauber aussprechen können, sie aber nicht richtig kombinieren oder im Wort nicht an der korrekten Stelle einsetzen; die Kinder sagen zum Beispiel »Tind« statt »Kind«, obwohl sie fehlerfrei »Kuckuck« sagen können. Die Wissenschaftler schreiben in ihrer Untersuchung, es sei noch weitere Forschung nötig, um den Zusammenhang zwischen Nuckelgewohnheiten und anderen Sprachstörungen zu untersuchen, etwa Schwierigkeiten beim Produzieren einzelner Laute (wie beim Lispeln, wo die Zunge beim »s« zu weit vorne steht und an die Zähne stößt).

Der Schnuller hat übrigens auch keinerlei Auswirkungen auf die Nachtruhe. Das haben brasilianische Ärzte im Jahr 2018 herausgefunden. Sie befragten 157 Mütter mit Kindern im Alter zwischen fünf und 13 Monaten und ermittelten anhand eines Schlaf-Fragebogens, des *Brief Infant Sleep Questionnaire*, wie gut die Kinder schliefen. Zwischen den Kindern mit Schnuller und den Kindern ohne zeigte sich dabei kein signifikanter Unterschied in der Schlafqualität. Es scheint für den Schlaf also keinen Unterschied zu machen, ob ein Kind einen Schnuller benutzt oder nicht.

Allerdings wirkt das Nuckeln an einem Schnuller beruhigend. Nuckeln ist ein angeborenes Verhalten, es ist eine tief in uns einprogrammierte Maßnahme. Manche Babys nuckeln sogar schon im Mutterleib an ihren Fingern. Es ist ein ganz natürliches, körpereigenes Beruhigungsprogramm, und dafür einen Schnuller zu nehmen ist zumindest für die Zähne allemal besser, als den Daumen zu benutzen. Wieso sollte man Kindern also keinen Schnuller geben?

Die Experten der *Weltgesundheitsorganisation WHO* haben darauf eine klare Antwort. In ihren »Zehn Schritten zum erfolgreichen Stillen« von 2009 empfehlen sie, dass man Kindern, die gestillt werden, keinerlei Schnuller oder andere künstliche Gegenstände zum Nuckeln geben sollte, denn sie befürchten folgendes Szenario: Böte man einem unruhigen oder weinenden Kind zur Beruhigung einen Schnuller anstatt einer Brustwarze an, würde das Kind seltener an der Brust saugen, das würde dazu führen, dass die Mutter weniger Milch produziert, und das wiederum hätte zur Folge, dass das Kind kürzer gestillt wird. Dabei ist Stillen nach Meinung vieler Experten für das erste halbe Lebensjahr doch die perfekte Ernährung für ein Kind. Verhindert ein Schnuller also, dass das Kind diese perfekte Ernährung so lange bekommt, wie es sie braucht? Sorgt der Schnuller für einen verfrühten Stillstopp, schlicht dadurch, dass er dem Kind eine alternative Saugmöglichkeit bietet und so das eingespielte System aus Kindermund und Mutterbrust aus dem Takt bringt? Das wäre fatal. Deshalb versuchen Wissenschaftler herauszufinden, was Sache ist: Verkürzt es wirklich die Stilldauer, wenn man Kindern einen Schnuller anbietet?

Eine Studie aus Malaysia, für die Daten von rund 1300 Säuglingen ausgewertet wurden, zeigt: Innerhalb der ersten vier Monate hat der Schnuller keinen Einfluss aufs Stillen. Zu dem Schluss kommen auch US-amerikanische Wissenschaftler, die im Jahr 2009 geschaut haben, was sie an Fachliteratur zum Thema Schnuller finden können. Sie haben wissenschaftliche Artikel von Januar 1950 bis August 2006 unter die Lupe genommen, davon wie üblich einen Großteil weggeschmissen und letzten Endes nur die relevanten und seriösen Studien ausgewertet. Ihre Zusammenfassung dieser Studien lautet: Wie lange ein Baby gestillt wird, scheint nichts damit zu tun zu haben, ob ihm ein Schnuller angeboten wird oder nicht. Es gibt zwar Berichte darüber, dass Schnullerbabys kürzer gestillt werden, aus den Daten geht allerdings nicht eindeutig hervor, dass das am Schnuller liegt. Es könnte zum Beispiel auch sein, dass die Mütter in diesen Fällen Probleme beim Stillen hatten oder das Kind einfach früher abstillen wollten. So richtig klar ist den Experten heute also immer noch nicht, wie Stillen und Schnuller zusammenhängen, deshalb empfehlen sie, dieses spannende Thema weiter zu erforschen.

Auch andere Dinge rund um den Schnuller verstehen Wissenschaftler noch nicht so richtig. Eines davon ist der *plötzliche Kindstod*. Immer wieder kommt es vor, dass ein Säugling ganz unvermittelt stirbt, ohne dass vorher Anzeichen dafür erkennbar waren und ohne dass nachher ein Grund gefunden werden kann: Die Kinder haben keine Erkrankungen oder Fehlbildungen, sie haben sich nicht verletzt, sind nicht vergiftet worden, nicht ertrunken oder erstickt, sie haben keinen Stromschlag bekommen, sind nicht unterkühlt – aber sie sterben dennoch. Der plötzliche Kindstod ist in Industrieländern eine der häufigsten Todesursachen bei Säuglingen, die älter als vier Wochen sind. In Deutschland sind im Jahr 2015 zum Beispiel 127 Kinder auf diese Weise gestorben, das heißt: einfach so.

Der plötzliche Kindstod gibt Medizinern Rätsel auf. Inzwischen kennen sie immerhin einige Umstände, mit denen plötzlicher Kindstod öfter einhergeht, beispielsweise das Schlafen in Bauchlage, ein niedriges Geburtsgewicht, das Schlafen im eigenen Zimmer, rauchende Eltern und Drogenkonsum der Mutter. Sie kennen aber auch Umstände, unter denen der plötzliche Kindstod seltener auftritt, und einer von ihnen ist ein Schnuller. Es wurde in vielen Studien beobachtet, dass Kinder mit Nuckel seltener ohne erkennbaren Grund sterben. Die Kinderärzte der *American Academy of Pediatrics* haben Eltern 2005 deshalb empfohlen, ihren Kindern einen Schnuller anzubieten, um sie vor plötzlichem Kindstod zu schützen.

Nach der deutschen Wiedervereinigung 1990 fiel Medizinern auf, dass es in Westdeutschland mehr Fälle von plötzlichem Kindstod gab als in Ostdeutschland. Sie gingen dieser kuriosen Entdeckung nach und fanden heraus, dass die DDR der alten Bundesrepublik beim Thema plötzlicher Kindstod vorausgewesen war. Schon 1972 hatte das DDR-Ministerium für Gesundheitswesen Richtlinien herausgegeben, die besagten, Bürger sollten ihre Säuglinge besser nicht in Bauchlage schlafen lassen – was ein Risikofaktor für plötzlichen Kindstod ist. In der Bundesrepublik brauchte es noch eine Weile, bis sich diese simple Erkenntnis durchsetzte.

Sind Sie nun auch verwirrt und wissen nicht, welcher Empfehlung Sie folgen sollen? Der Empfehlung der amerikanischen Kinderärzte, die zu einem Schnuller raten, oder der der Weltgesundheitsorganisation, die vor einem Schnuller warnt? Keine Sorge, da sind Sie nicht allein: Auch Wissenschaftler, Ärzte und Pfleger sind unsicher, welche Meinung sie zum Schnuller haben sollen. Ist ein Nuckel gut, weil er gegen plötzlichen Kindstod schützt, oder ist er schlecht, weil er zu einer sogenannten Saugverwirrung führen könnte, das heißt womöglich das Trinken an der Brust stört oder sogar verhindert (was auf Englisch übrigens »nipple confusion« heißt)?

Wissenschaftler aus Boston haben im Jahr 2015 versucht, diese Frage zu klären, und zusammengetragen, was es an wissenschaftlichen Erkenntnissen zum Thema Saugverwirrung gibt. Sie haben Studien gefunden, die belegen, dass es bei Säuglingen tatsächlich zu einer solchen Verwirrung kommen kann: Kinder können die Brust verschmähen, wenn sie erst einmal kennengelernt haben, wie es ist, aus einem Fläschchen zu trinken. Beim Thema Schnuller sieht es jedoch anders aus: Studien zeigen, dass es zwischen Kindern mit Schnuller und Kindern ohne Schnuller keine Unterschiede im Trinkverhalten an der Brust gibt. Die Wissenschaftler aus Boston kommen nach ihrer Durchsicht der Fachliteratur zu dem Schluss: Das Nuckeln an einem Fläschchen steht in Verbindung damit, dass Kinder nicht mehr gern oder mit Schwierigkeiten an der Brust trinken, das Nuckeln an einem Schnuller aber eher nicht.

Auch hier ist die Lage ziemlich kompliziert, was Sie vielleicht schon an meiner vorsichtigen Formulierung gemerkt haben (»steht in Verbindung«). Aus den Untersuchungen kann man zwischen den zwei Situationen »Kind bekommt ein Fläschchen« und »Kind trinkt nicht gern an der Brust« eben nur eine Verbindung erkennen, einen Zusammenhang, nicht aber, ob das eine das andere tatsächlich verursacht. Die große Frage ist also: Entsteht die Saugverwirrung einzig und allein dadurch, dass ein Kind am Sauger der Flasche saugt? Oder sind die Saugverwirrung und das Fläschchen lediglich Begleiterscheinungen davon, dass Mutter und Kind in Wirklichkeit Probleme beim natürlichen Stillen haben? Das ist noch ungeklärt. Um eine Antwort finden zu können, müssten Wissenschaftler genau unter die Lupe nehmen: Welche Folgen hat es, wenn ein Kind an einem künstlicher Sauger nuckelt? Gibt es da Unterschiede zwischen einem Schnuller und dem Sauger an einem Fläschchen? Und was überhaupt kann alles zu einer Saugverwirrung führen? Fragen über Fragen!

Falls Sie angesichts all der medizinischen Studien, komplizierten Zusammenhänge und ungelösten Fragen ehrfürchtig sind, kann ich Sie beruhigen: Selbst in der Wissenschaft ist nicht alles megakompliziert und unklar, manchmal geht es auch durchaus bodenständig zu. So werden zum Beispiel in einem Artikel in der Fachzeitschrift *Paediatrics & Child Health* Vor- und Nachteile eines Schnullers aufgelistet.

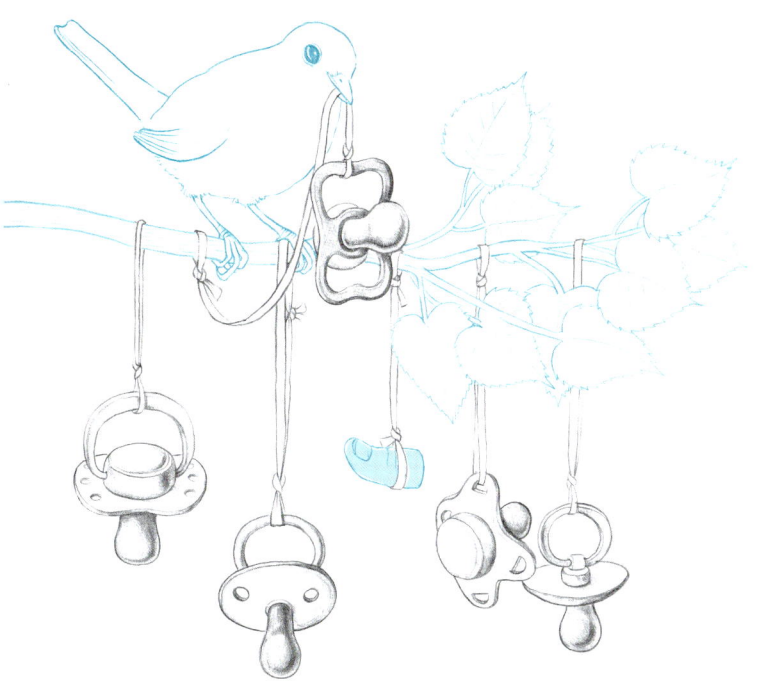

Die Fachzeitschrift *Paediatrics & Child Health* darf man übrigens nicht verwechseln mit der Fachzeitschrift *Journal of Paediatrics und Child Health* und auch nicht – Achtung, der ist knifflig – mit der Fachzeitschrift *Paediatrics and Child Health*.

Unter anderem wird in diesem Artikel als Vorteil eines Schnullers genannt, dass Eltern das Nuckeln am Schnuller gut steuern können, im Gegensatz zum Nuckeln am Daumen: Wenn es Zeit ist, den Schnuller abzugeben, kann man ihn einfach wegwerfen – anders als einen Daumen! –, schreiben die Experten. (Es gibt noch einen weiteren Unterschied zwischen Schnuller und Daumen. Wenn Sie zu einem Schnullerbaum gehen, an den Kinder ihren Schnuller hängen können, um sich von ihm zu trennen, dann kann es durchaus für Irritationen sorgen, wenn Sie statt eines Schnullers einen Kinderdaumen aufhängen.)

Die Idee, Kindern einen Gegenstand zum Nuckeln zu geben, ist übrigens nicht neu. Bei Ausgrabungen im Mittelmeerraum wurden rund 3000 Jahre alte Tonfigürchen gefunden – Schweine, Frösche und Pferde –, die zwei Löcher hatten, hinten eines zum Einfüllen, vorne eines zum Aussaugen, und in die vermutlich Honig gegeben wurde.

Eltern hören heutzutage immer wieder, dass sie kleinen Kindern keinen Honig geben dürfen; angeblich ist er für sie gefährlich. Stimmt das? Das ist eine spannende Frage, und ich widme ihr ein eigenes Kapitel in diesem Buch. (Was Sie vermutlich schon wissen, wenn Sie es von vorn nach hinten gelesen haben.)

Solche Tongefäße zum Nuckeln waren bis ins Mittelalter hinein auch im deutschen Kulturkreis bekannt. Im Jahr 1506 schließlich malte kein Geringerer als Albrecht Dürer ein Bild mit dem Titel »Madonna mit dem Zeisig«, das (nicht überraschend) eine Madonna und (ebenso wenig überraschend) einen Zeisig zeigt. Das ist aber nicht alles, auf dem Bild ist auch noch ein Jesuskind zu sehen, und das trägt in der rechten Hand einen Schnuller. Dürer hätte das Bild also auch sehr gut »Jesus mit dem Schnuller« nennen können, wahrscheinlich wäre das damals aber nicht so gut angekommen. Die zu Dürers Zeit üblichen Schnuller waren kleine Säckchen aus Leinen, die mit allerlei Leckereien gefüllt waren, zum Beispiel Getreidebrei, Honig, Butter, Fisch, Mohnsamen, Zwieback oder Zucker. Und es war durchaus nicht unüblich, den Saugbeutel in Branntwein zu tunken, die Kinder waren dann besonders ruhig beziehungsweise besoffen oder sogar betäubt (bekamen allerdings ein Leberproblem). Der Sauglappen war im deutschsprachigen Raum weitverbreitet, wovon zahlreiche regionale Namen zeugen, etwa Strutzel, Zutzel, Zulp, Nuppel und Lülli.

Ein heutiger Schnuller wird unter anderem auch Nuckel, Nunni oder Duddu genannt, und sicher kennen die ein oder anderen Eltern noch weitere Namen dafür. In England spricht man von einem »dummy«, was nicht abwegig ist. In Amerika heißt ein Schnuller »pacifier«, in Kanada »soother«; beides bedeutet »Beruhiger« und ist ebenfalls ein überaus passender Name. Auch in Deutschland spricht man manchmal, etwas hochgestochen, von einem »Beruhigungssauger«. Für Leute, die zum Beruhigen gerne staubsaugen, ist das ein Teekesselchen.

Wie man sich vorstellen kann, war so ein Stoffschnuller ziemlich unhygienisch, der Beutel wurde durch das Benuckeln regelrecht eingeweicht, der Brei sauer, es kam zu Infektionen, Pilzerkrankungen und Karies, aber erst im 18. Jahrhundert begannen Ärzte und Apotheker, vor den Nachteilen des Saugbeutels zu warnen. Untere anderem mahnte der Mediziner Christoph Jakob Mellin, dass das Saugen am Beutel das Kieferwachstum stört: »Durch das immerwährende Saugen verliert die Gesichtsbildung des Kindes ihre schöne Form. Faltig, mit zwei Backentaschen, mit schlaffen, verkümmerten, nicht selten geschwürigen Lippen […], dies ist das Gepräge des Suzelkindes.« Heutige Eltern kennen solche Probleme nicht mehr (wenn Sie in der Beschreibung dennoch Ihr Kind wiedererkennen, sollten Sie dringend einen Arzt aufsuchen!), denn wir haben Gummischnuller ohne Füllung. Erfunden wurden sie erst in der zweiten Hälfte des 19. Jahrhunderts, sie wurden im Laufe der Zeit vielfach verbessert und variiert, und die heutige Gestalt, die den Kiefer der Kinder nicht mehr so stark verformt, wurde erst um 1950 in Deutschland entwickelt.

Schnuller ist übrigens nicht gleich Schnuller. Babys und Eltern wissen das. Der Nunni, den das eine Kind verschmäht, ist für das andere Kind der einzig wahre, es scheint, manche Kinder haben ganz genaue Vorstellungen, wie so ein Nuckel zu sein hat. Und da Eltern nur das Beste für ihr Kind und Firmen mit diesem Umstand Geld verdienen wollen, gibt es Nuckel in verschiedenen Formen, Farben und Größen. Und natürlich gibt es auch Extravagantes. Unter der Nummer 20180064612 ist beim Patentamt der Vereinigten Staaten von Amerika beispielsweise eine besondere Erfindung eingetragen: ein Schnuller mit downloadbarer Sprache und Musik und Überwachungsfunktion. Der Erfinder schreibt, das Gerät könne beim Saugen beruhigende Geräusche, Musik, eine Geschichte oder auf Wunsch der Eltern auch Lehrmaterial abspielen, zum Beispiel um dem Kind eine Sprache beizubringen. Um den Schnuller wiederzufinden, wenn er heruntergefallen ist, könne er zudem leuchten. Außerdem biete der Schnuller eine Benachrichtigungsfunktion, etwa um Eltern mitzuteilen, wann das Kind den Schnuller nicht mehr benutzt.

Es gibt viele Tüftler, die jede Menge Zeit haben, etwas zu erfinden und es sich vorsorglich patentieren zu lassen, ganz egal, wie gut die Erfindung ist. Da wundert es mich, dass noch niemand einen Schnuller erfunden hat, der nicht nur leuchtet, wenn er herunterfällt, sondern der sich anschließend auch noch selbst reinigt. Es gibt immerhin selbstreinigende Öfen und selbstreinigende Glasscheiben, da könnte doch ein ausgebuffter Schnullererfinder auf die Idee kommen, auch noch einen selbstreinigenden Schnuller zu entwickeln. Eltern würden es ihm danken. Aber Fehlanzeige! Auf meiner Suche nach so einem Spezialschnuller sah es zwar erst so aus, als würde ich fündig, auf der Internetseite, die vollmundig einen »bakterienresistenten, selbstreinigenden Schnuller« angeboten hat, gab es dann aber doch nur einen läppischen Schnuller aus Silikon, bei dem der Nippel in seine Hülle zurückschnellt, sobald nicht mehr an ihm gesaugt wird. Auf der Webseite, die im Titel noch »germresistant« und »self-cleaning« behauptet, steht dann unten: »Minimal washing needed, think just a few times a day.« Schäbige Betrüger!

Es sieht also so aus, als müssten Eltern die Nuckel ihrer Kinder noch eine Weile selbst reinigen. Meine Frau und ich hatten in der kritischen Schnullerzeit übrigens immer einen Reserveschnuller für unsere Tochter dabei, um unterwegs nicht in Not zu geraten, wenn sie ihren Schnuller mal auf den Boden spuckt. (Noch heute finde ich immer wieder mal vereinzelte Notschnuller in Jackentaschen, im Handschuhfach oder in Rucksäcken. Ich bin gespannt, wann das aufhört.) Zu Hause haben wir den ganzen Schnullerbestand dann regelmäßig abgekocht. Wie ich inzwischen weiß, war das gut, denn nach Meinung der Wissenschaft eignen sich, wie bereits erwähnt, zum Reinigen eines Schnullers Abkochen, Mikrowelle und Desinfektionslösung. Ablutschen wird als Reinigungsmethode hingegen nicht explizit empfohlen. Und die Belege dafür, dass das elterliche Ablecken des Schnullers das Immunsystem des Kindes stärkt, sind leider auch nicht überzeugend. Außerdem haben Wissenschaftler noch gar nicht so genau verstanden, wie die Bakterien in unserem Mund mit uns zusammenleben. Der Sprecher des *Berufsverbands der Kinder- und Jugendärzte* rät Eltern deshalb, einen Schnuller höchstens dann abzulutschen, wenn es keine anderen Reinigungsmöglichkeiten gibt.

Danksagung

Für die Unterstützung bei der Recherche und die Hilfe bei medizinischen Fragen bedanke ich mich bei Thomas Lücke und Fuad Tahri von der Universitäts-Kinderklinik Bochum, St. Josef-Hospital.

Für die gute Zusammenarbeit danke ich Florian Glässing, Angelika Lieke, Lili Richter und Thomas Schmidt.

Danken möchte ich Martin Kuntz für Einfälle und Hinweise sowie Bettina Braun und Sabina Pauen, die Fragen beantwortet und Literaturtipps gegeben haben.

Besonderer Dank gilt meiner Frau Lena, die mich großartig unterstützt hat.

A. R.

Quellen

Wie lange kann man bedenkenlos vom Boden essen?

Aston University, Birmingham (2014). Researchers prove the five-second rule is real. http://www.aston.ac.uk/news/releases/2014/march/five-second-food-rule-does-exist/ (letzter Aufruf: 06. 02. 2019)

Behrens, C. (2018). Drei, zwei, eins, dreckig. Süddeutsche Zeitung. https://www.sueddeutsche.de/gesundheit/lebensmittel-hygiene-drei-zwei-eins-dreckig-1.1914944 (letzter Aufruf: 06. 02. 2019)

Dawson, P., Sheldon, B. (2018). The Science Behind The Five-Second Rule. https://www.sciencefriday.com/articles/the-science-behind-the-five-second-rule/ (letzter Aufruf: 20. 12. 2018)

Hahn, H., Kaufmann, S. H. E., Schulz, T. F., Suerbaum, S. (2008). Medizinische Mikrobiologie und Infektiologie (6. Auflage). Berlin: Springer. doi:10.1007/978-3-540-46362-7

Kaulen, H. (2015). Nicht nur Dschingis Khan – Männer mit vielen Nachkommen. Frankfurter Allgemeine Zeitung. https://www.faz.net/aktuell/wissen/leben-gene/nicht-nur-dschingis-khan-maenner-mit-vielen-nachkommen-13432760.html (letzter Aufruf: 06. 02. 2019)

Kayser, F. H. (2005). Medical Microbiology. Stuttgart: Thieme

Miranda, R. C., Schaffner, D. W. (2016). Longer contact times increase cross-contamination of enterobacter aerogenes from surfaces to food. Applied and Environmental Microbiology, 82, 6490–6496. doi:10.1128/AEM.01838-16

Skarnulis, L. (2007). »5-Second Rule« Rules, Sometimes. https://www.webmd.com/a-to-z-guides/features/5-second-rule-rules-sometimes-#1 (letzter Aufruf: 06. 02. 2019)

University of Illinois. College of Agricultural, Consumer and Environmental Sciences (2003). If You Drop It, Should You Eat It? Scientists Weigh In on the 5-Second Rule. https://aces.illinois.edu/news/if-you-drop-it-should-you-eat-it-scientists-weigh-5-second-rule (letzter Aufruf: 06. 02. 2019)

Vincenz-Donnelly, L. (2016). Stimmt die Fünf-Sekunden-Regel? Spektrum der Wissenschaft. https://www.spektrum.de/frage/stimmt-die-fuenf-sekunden-regel/1423994 (letzter Aufruf: 06. 02. 2019)

Zerjal, T., Xue, Y., Bertorelle, G., Wells, R. S., Bao, W., Zhu, S., Qamar, R., Ayub, Q., Mohyuddin, A., Fu, S., Li, P., Yuldasheva, N., Ruzibakiev, R., Xu, J., Shu, Q., Du, R., Yang, H., Hurles, M. E., Robinson, E., Gerelsaikhan, T., Dashnyam, B., Mehdi, S. Q., Tyler-Smith, C. (2003). The Genetic Legacy of the Mongols. American Journal of Human Genetics, 72(3), 717–721. doi:10.1086/367774. ISSN 0002-9297

Besitzen Babys einen Tauchreflex?

Alboni, P., Alboni, M., Gianfranchi, L. (2011). Diving bradycardia: a mechanism of defence against hypoxic damage. Journal of Cardiovascular Medicine, 12(6), 422-427. doi:10.2459/jcm.0b013e328344bcdc.

AXA Konzern AG. Thema Ertrinken: Wissenslücken bei Eltern. http://www.presseportal.de/pm/53273/2753566 (letzter Aufruf: 18. 03. 2019)

Baković, D., Eterović, D., Saratlija-Novaković, X., Palada, I., Valic, Z., Bilopavlović, N., Dujić, X. (2005). Effect of human splenic contraction on variation in circulating blood cell counts. Clinical and Experimental Pharmacology and Physiology, 32(11), 944–951. doi:10.1111/J.1440-1681.2005.04289.x.

Caspers, C. (2008). Der Tauchreflex: Lässt sich die Abnahme der Herzfrequenz mit einer einfachen mathematischen Funktion beschreiben? Dissertation zur Erlangung des Grades eines Doktors der Medizin der Medizinischen Fakultät der Heinrich-Heine-Universität Düsseldorf.

Centers for Disease Control and Prevention. U.S. Department of Health & Human Services (2013). 10 Leading Causes of Injury Deaths by Age Group Highlighting Unintentional Injury Deaths, United States – 2013. https://www.cdc.gov/injury/wisqars/leadingcauses.html (letzter Aufruf: 18. 3. 2019), https://www.cdc.gov/injury/wisqars/pdf/leading_causes_of_injury_deaths_highlighting_unintentional_injury_2013-a.pdf (letzter Aufruf: 18. 03. 2019)

Deutsche Lebens-Rettungs-Gesellschaft e. V. (DLRG) (2014). Merkblatt M3-001-14. Babyschwimmen & -tauchen. Hinweise und Stellungnahme der Medizinischen Leitung. http://www.dlrg.de/fileadmin/user_upload/DLRG.de/Fuer-Mitglieder/Medizin/Merkblaetter_Medizin/Merkblatt_M3-001-14_.pdf (letzter Aufruf: 18. 03. 2019)

Deutsche Schwimmjugend (2005) 4. Fachtagung Säuglings- und Kleinkinderschwimmen

DocCheck. Paul-Bert-Effekt. https://flexikon.doccheck.com/de/Paul-Bert-Effekt (letzter Aufruf: 18. 03. 2019)

Goksör, E., Rosengren, L., Wennergren, G. (2002). Bradycardic response during submersion in infant swimming. Acta Paediatrica, 91(3), 307–312. doi:10.1111/j.1651-2227.2002.tb01720.x.

Harding, P. E., Roman, D., & Whelan, R. F. (1965). Diving bradycardia in man. The Journal of Physiology, 181(2), 401–409

Heek, C. W. J. (2001). Untersuchungen zum Tauchreflex beim Menschen und zu Atemgrößen beim Gerätetauchen. Dissertation zur Erlangung des Grades eines Doktors der Medizin der Medizinischen Fakultät der Heinrich-Heine-Universität Düsseldorf

Lapi, D., Scuri, R., Colantuoni, A. (2016). Trigeminal cardiac reflex and cerebral blood flow regulation. Frontiers in Neuroscience, 10, 470. doi:10.3389/fnins.2016.00470

Michael Panneton, W. (2013). The mammalian diving response: an enigmatic reflex to preserve life? Physiology, 28(5), 284–297. doi:10.1152/physiol.00020.2013

Muth, C.-M. Die Taucherheizung – oder: Warum es sich lohnt, einen eigenen Tauchanzug zu besitzen. DLRG Landesverband Westfalen – Referat Tauchen – Tauchmedizin. https://westfalen.dlrg.de/fileadmin/groups/13000000/Download/Tauchen/Medizin/Tauchheizung.pdf (letzter Aufruf: 18. 03. 2019)

Pedroso, F. S., Riesgo, R. S., Gatiboni, T, Rotta, N. T. (2012). The diving reflex in healthy infants in the first year of life. Journal of Child Neurology. 27 (2): 168–71. doi:10.1177/0883073811415269.

Plagge, S. R. (2018). Die verkannte Gefahr – Kinder ertrinken leise. http://www.liliput-lounge.de/kinder/die-verkannte-gefahr-kinder-ertrinken-leise/ (letzter Aufruf: 18. 03. 2019)

Radermacher, P., & Muth, C. M. (2002). Apnoetauchen–Physiologie und Pathophysiologie. Deutsche Zeitschrift für Sportmedizin, 53(6)

Ruhr-Universität Bochum, Lehrstuhl für Sportmedizin und Sporternährung. Tauchreflex. http://vmrz0100.vm.ruhr-uni-bochum.de/spomedial/content/e866/e2442/e10003/e10010/e10201/e10214/index_ger.html (letzter Aufruf: 18.03.2019)

Scinexx (2012). Frage: Warum können Babys von Natur aus tauchen?. http://www.scinexx.de/wissenswert-24-1.html (Letzter Aufruf: 18.03.2019)

Thornton, S. J., & Hochachka, P. W. (2004). Oxygen and the diving seal. Undersea and Hyperbaric Medicine, 31(1), 81–95. PMID: 15233163

Wölfle, L. M., Hopfner, R. J., Debatin, K. M., Hummler, H. D., Fuchs, H. W., Schmid, M. B. (2013). Near-drowning during baby swimming lesson. Klinische Pädiatrie, 225(01), 45–45. doi:10.1055/s-0032-1329973

Was ist das Geheimnis samtweicher Babyhaut?

Changizi, M., Weber, R., Kotecha, R., Palazzo, J. (2011). Are wet-induced wrinkled fingers primate rain treads?. Brain, Behavior and Evolution, 77(4), 286–290. doi:10.1159/000328223

Cunnane, S. C., Crawford, M. A. (2003). Survival of the fattest: fat babies were the key to evolution of the large human brain. Comparative Biochemistry and Physiology Part A: Molecular & Integrative Physiology, 136(1), 17–26. doi:10.1016/S1095-6433(03)00048-5

Gentsch, A., Panagiotopoulou, E., Fotopoulou, A. (2015). Active interpersonal touch gives rise to the social softness illusion. Current Biology, 25(18), 2392–2397. doi:10.1016/j.cub.2015.07.049

Haseleu, J., Omerbašić, D., Frenzel, H., Gross, M., Lewin, G. R. (2014). Water-induced finger wrinkles do not affect touch acuity or dexterity in handling wet objects. PloS one, 9(1), e84949. doi:10.1371/journal.pone.0084949.

Hoeger, P. H., Enzmann, C. C. (2002). Skin physiology of the neonate and young infant: a prospective study of functional skin parameters during early infancy. Pediatric Dermatology, 19(3), 256–262. doi:10.1046/j.1525-1470.2002.00082.x

Johnson & Johnson GmbH. Babyhaut: Warum sie was ganz Besonderes ist. https://www.penaten.de/babyhaut-warum-sie-was-ganz-besonderes-ist (letzter Aufruf: 26. 03. 2019)

Jukic, A. M., Baird, D. D., Weinberg, C. R., McConnaughey, D. R., Wilcox, A. J. (2013). Length of human pregnancy and contributors to its natural variation. Human Reproduction, 28(10), 2848–2855. doi:10.1093/humrep/det297

Kareklas, K., Nettle, D., Smulders, T. V. (2013). Water-induced finger wrinkles improve handling of wet objects. Biology Letters, 9(2), 20120999. doi:10.1098/rsbl.2012.0999

Meiri, S. (2011). Bergmann's Rule–what's in a name? Global Ecology and Biogeography, 20(1), 203–207. doi:10.1111/j.1466-8238.2010.00577.x

Meiri, S., Dayan, T. (2003). On the validity of Bergmann's rule. Journal of Biogeography, 30(3), 331–351. doi:10.1046/j.1365-2699.2003.00837.x

Quora. Why do babies have such soft skin? https://www.quora.com/Why-do-babies-have-such-soft-skin (letzter Aufruf: 26. 03. 2019)

Raab, J. (2011). Wasserleichen – eine Herausforderung für die forensischen Wissenschaften. http://wiki2.benecke.com/index.php%3Ftitle%3DSeminararbeit_Raab_2011 (letzter Aufruf: 26. 03. 2019)

Stamatas, G. N., Nikolovski, J., Luedtke, M. A., Kollias, N., Wiegand, B. C. (2010). Infant skin microstructure assessed in vivo differs from adult skin in organization and at the cellular level. Pediatric Dermatology, 27(2), 125–131. doi:10.1111/j.1525-1470.2009.00973.x

Visscher, M. O., Adam, R., Brink, S., Odio, M. (2015). Newborn infant skin: physiology, development, and care. Clinics in Dermatology, 33(3), 271–280. doi:10.1016/j.clindermatol.2014.12.003

Yong, E. (2011). Pruney fingers grip better. Nature. doi:10.1038/news.2011.388. https://www.nature.com/news/2011/110628/full/news.2011.388.html (letzter Aufruf: 26. 03. 2019)

Weshalb fängt man bei Beikost mit Karotte an?

Abeshu, M. A., Lelisa, A., & Geleta, B. (2016). Complementary Feeding: Review of Recommendations, Feeding Practices, and Adequacy of Homemade Complementary Food Preparations in Developing Countries – Lessons from Ethiopia. Frontiers in Nutrition, 3, 41. doi:10.3389/fnut.2016.00041

Alexy, U., Kersting, M. (2006). Empfehlungen für die Ernährung im Beikostalter. Schweizer Zeitschrift für Ernährungsmedizin, 01/2006, 25–30

Fritz, D. (2015). Babys erster Brei: Warum mit Karotte anfangen?. https://www.rund-ums-baby.de/ernaehrung/babys-erster-brei-mit-karotte-anfangen.htm (letzter Aufruf: 04. 02. 2019)

Gastroinfoportal (2014). Käse ohne Farbstoff: Ein Trend? https://www.gastroinfoportal.de/news/gastroinfoportal-food/kaese-ohne-farbstoff-ein-trend-173866573 (letzter Aufruf: 21. 03. 2019)

Hilbig, A., Alexy, U., Kersting, M. (2014). Beikost in Form von Breimahlzeiten oder Fingerfood. Monatsschrift Kinderheilkunde, 162, 616–622. doi:10.1007/s00112-014-3090-0

Inoue, M., Binns, C. W. (2014). Introducing solid foods to infants in the Asia Pacific region. Nutrients, 6(1), 276–88. doi:10.3390/nu6010276

Kersting, M., Hilbig, A. (2015). Gesunde Ernährung von Anfang an. Niedersächsisches Institut für frühkindliche Bildung und Entwicklung e. V. https://www.nifbe.de/component/themensammlung?view=item&id=543&catid=85&showall=1&limitstart (letzter Aufruf: 04. 02. 2019)

Kersting, M., Kalhoff, H., Lücke, T. (2017). Das neue FKE lebt – Kinderernährung und Pädiatrie gehören zusammen. Ernährung & Medizin, 32(01), 7–8. doi:10.1055/s-0043-103649

Marcin, A. (2018). What Is Extrusion Reflex? https://www.healthline.com/health/parenting/extrusion-reflex (letzter Aufruf: 21. 03. 2019)

Muhimbula, H. S., Issa-Zacharia, A. (2010). Persistent child malnutrition in Tanzania: Risks associated with traditional complementary foods (A review). African Journal of Food Science, 4(11), 679–692

Nippon diaries (2015). Okuizome – Das erste Mahl. http://rinchan-kyoto.blogspot.com/2015/06/okuizome-das-erste-mahl.html (letzter Aufruf: 04. 02. 2019)

Nordrheinischer Berufsverband der Kinder- und Jugendärzte (BVKJ No) (2017). Kinder-und Jugendärzte: Baby-led Weaning kann schaden! https://www.kinderaerzte-im-netz.de/news-archiv/meldung/article/kinder-und-jugendaerzte-baby-led-weaning-kann-schaden/ (letzter Aufruf: 04.02.2019)

Pantel, N. (27.03.2015): 100-Tage-Geburtstag in Japan. Süddeutsche Zeitung. https://www.sueddeutsche.de/leben/woanders-ists-anders-tage-geburtstag-in-japan-1.2409393 (letzter Aufruf: 04.02.2019)

Sayed, N., Schönfeldt, H. C. (2018). A review of complementary feeding practices in South Africa. South African Journal of Clinical Nutrition, 1–8. doi:10.1080/16070658.2018.1510251

Schmid, S. (2016). Babys: So entstehen Vorlieben beim Essen. https://www.baby-und-familie.de/Beikost/Babys-So-entstehen-Vorlieben-beim-Essen-331133.html (letzter Aufruf: 04.02.2019)

Tabibito – Japan Almanach (2011). Okuizome – Das erste Mahl. https://www.tabibito.de/japan/blog/2011/05/29/okuizome_das_erste_mahl/ (letzter Aufruf: 04.02.2019)

The Mother and Child Health and Education Trust (2017). Complementary Feeding Guidelines. http://motherchildnutrition.org/india/complementary-feeding-guidelines.html (letzter Aufruf: 04.02.2019)

Tovar, C. (2017). Fingerfood für Babys umstritten. https://www1.wdr.de/wissen/mensch/baby-led-weaning-ernaehrung-fingerfood-100.html (letzter Aufruf: 04.02.2019)

Yu, P., Denney, L., Zheng, Y., Vinyes-Parés, G., Reidy, K. C., Eldridge, A. L., Wang, P., Zhang, Y. (2016). Food groups consumed by infants and toddlers in urban areas of China. Food & Nutrition Research, 60(1). doi:10.3402/fnr.v60.30289

Warum bekommen Babys beim Zahnen einen roten Po?

Ashley, M. (2001). It's only teething ... a report of the myths and modern approaches to teething. British Dental Journal, 191(1), 4. doi:10.1038/sj.bdj.4801078a

Babycenter. Diaper rash. https://www.babycenter.com/0_diaper-rash_81.bc (letzter Aufruf: 18.03.2019)

Barlow, B. S., Kanellis, M. J., Slayton, R. L. (2002). Tooth eruption symptoms: a survey of parents and health professionals. Journal of Dentistry for Children, 69(2), 148–150

Brusie, C. (2016). What's the Relationship Between Teething and Diaper Rash? https://www.healthline.com/health/parenting/teething-and-diaper-rash (letzter Aufruf: 18. 03. 2019)

Coreil, J., Price, L., Barkey, N. (1995). Recognition and management of teething diarrhea among Florida pediatricians. Clinical Pediatrics, 34(11), 591–596. doi:10.1177%2F000992289503401104

DenBesten, P. (2000). Is teething associated with diarrhea? Western Journal of Medicine, 173(2), 137. PMCID: PMC1071026

Gammon, K. (2014). Chew This: What Does Science Tell Us About Teething? https://www.popsci.com/blog-network/kinderlab/chew-what-does-science-tell-us-about-teething (letzter Aufruf: 18. 03. 2019)

Graham, E. A., Domoto, P. K., Lynch, H., Egbert, M. A. (2000). Dental injuries due to African traditional therapies for diarrhea. Western Journal of Medicine, 173(2), 135–137. PMCID: PMC1071025

Hartston, W. (1993). Good Questions: Teething – the bottom line. Independent Digital News & Media. https://www.independent.co.uk/arts-entertainment/good-questions-teething-the-bottom-line-1504446.html (letzter Aufruf: 18. 03. 2019)

Healthline. Do Babies Sleep More While Teething? https://www.healthline.com/health/parenting/sleep-more-while-teething (letzter Aufruf: 18. 03. 2019)

Healthline. Teething and a Runny Nose: Is This Normal? https://www.healthline.com/health/parenting/teething-and-runny-nose (letzter Aufruf: 18. 03. 2019)

Healthline. Teething and Vomiting: Is This Normal? https://www.healthline.com/health/parenting/teething-and-vomiting (letzter Aufruf: 18. 03. 2019)

Kozuch, M., Peacock, E., D'Auria, J. P. (2015). Infant teething information on the world wide web: taking a byte out of the search. Journal of Pediatric Health Care, 29(1), 38–45. doi:10.1016/j.pedhc.2014.06.006

Kruszelnicki, K. (2010). Teething toddlers down in mouth. http://www.abc.net.au/science/articles/2010/11/09/3061620.htm (letzter Aufruf: 18. 03. 2019)

Macknin, M. L., Piedmonte, M., Jacobs, J., & Skibinski, C. (2000). Symptoms associated with infant teething: a prospective study. Pediatrics, 105(4), 747–752

Markman, L. (2009). Teething: facts and fiction. Pediatrics in Review, 30(8), e59. doi:10.1542/pir.30-8-e59

Massignan, C., Cardoso, M., Porporatti, A. L., Aydinoz, S., Canto, G. D. L., Mezzomo, L. A. M., Bolan, M. (2016). Signs and symptoms of primary tooth eruption: a meta-analysis. Pediatrics, 137(3), e20153501. doi:10.1542/peds.2015-3501

McIntyre, G. T., McIntyre, G. M. (2002). Teething troubles? British Dental Journal, 192(5), 251. doi:10.1038/sj.bdj.4801349a

Owais, A. I., Zawaideh, F., Bataineh, O. (2010). Challenging parents' myths regarding their children's teething. International Journal of Dental Hygiene, 8(1), 28–34. doi:10.1111/j.1601-5037.2009.00412.x

Ramos-Jorge, J., Ramos-Jorge, M. L., Martins-Júnior, P. A., Corrêa-Faria, P., Pordeus, I. A., Paiva, S. M. (2013). Mothers' reports on systemic signs and symptoms associated with teething. Journal of Dentistry for Children, 80(3), 107–110

Sarrell, E. M., Horev, Z., Cohen, Z., Cohen, H. A. (2005). Parents' and medical personnel's beliefs about infant teething. Patient Education and Counseling, 57(1), 122–125. doi:10.1016/j.pec.2004.05.005

Schniebel, B. (2018). Wenn Babys zahnen: Hilfe für die ersten Zähne. https://www.hallo-eltern.de/baby/zahnen/ (letzter Aufruf: 18. 03. 2019)

Senger, E. (2016). 7 teething myths. https://www.todaysparent.com/baby/teething/7-teething-myths/ (letzter Aufruf: 18. 03. 2019)

Taylor, H. 6 Weird Teething Symptoms You Should Know About. https://www.mightymoms.club/weird-teething-symptoms/ (letzter Aufruf: 18. 03. 2019)

The mommy's coach. Teething and Diaper Rash – Is There a Link? https://www.themommyscoach.com/teething-diaper-rashes/ (letzter Aufruf: 18. 03. 2019)

Verret, G. Diaper Rash: The Bottom Line on Baby Bottoms. Children's Hospital Los Angeles. https://www.chla.org/blog/rn-remedies/diaper-rash-the-bottom-line-baby-bottoms (letzter Aufruf: 18. 03. 2019)

Wake, M., Hesketh, K. (2002). Teething symptoms: cross sectional survey of five groups of child health professionals. The BMJ, 325(7368), 814. doi:10.1136/bmj.325.7368.814

Wake, M., Hesketh, K., Lucas, J. (1998). Teething symptoms: views across five groups of child health professionals. Journal of Paediatrics and Child Health, 52, A13

Wake, M., Hesketh, K., Lucas, J. (2000). Teething and tooth eruption in infants: a cohort study. Pediatrics, 106(6), 1374–1379

Können Männer stillen?

Bässler, R. (2013). Pathologie der Brustdrüse. Berlin: Springer.

Billis, S., Geist, P. (2016). Neun Monate (3/9): Sexualität – wir alle sind Zwitter. WDR. https://www1.wdr.de/wissen/mensch/geschlecht100.html (letzter Aufruf: 14. 05. 2019)

Brehm, M. (2018). Können auch Männer stillen? Hallo Eltern. https://www.hallo-eltern.de/papa/auch-maenner-koennen-stillen-theoretisch/ (letzter Aufruf: 14. 05. 2019)

Darwin, C. (1871). Die Abstammung des Menschen (4). Stuttgart: Alfred Kröner.

Deutsche Apotheker Zeitung (2002). »Wundermittel«: DHEA – ein Hormon mit vielfältigen Wirkungen. 8, 34. https://www.deutsche-apotheker-zeitung.de/daz-az/2002/daz-8-2002/uid-5535 (letzter Aufruf: 27. 08. 2019)

Diamond, J. (1995). Father's Milk: From goats to people, males can be mammary mammals, too. Discover Magazine. http://discovermagazine.com/1995/feb/fathersmilk468 (letzter Aufruf: 14. 05. 2019)

Ette, O. (2015). Unterwegs in allen Kulturen. Altamerikanistik bis Zoologie: Was der »Nomade« Alexander von Humboldt mit seinen Reisen bewegt hat. Der Tagesspiegel.

Frauenärzte im Netz (2018). Brustentwicklung & Bildung von Muttermilch. https://www.frauenaerzte-im-netz.de/schwangerschaft-geburt/stillen/brustentwicklung-muttermilch/ (letzter Aufruf: 14. 05. 2019)

Gelbe Liste Online. Medizinische Medien Informations GmbH. Domperidon. https://www.gelbe-liste.de/wirkstoffe/Domperidon_766 (letzter Aufruf: 14. 05. 2019)

Glenza, J. (2018). Transgender woman able to breastfeed in first documented case. The Guardian. https://www.theguardian.com/science/

2018/feb/14/transgender-woman-breastfeed-health (letzter Aufruf: 14. 05. 2019)

Hamzelou, J. (2018). Transgender woman is first to be able to breastfeed her baby. New Scientist. https://www.newscientist.com/article/2161151-transgender-woman-is-first-to-be-able-to-breastfeed-her-baby/ (letzter Aufruf: 14. 05. 2019)

Herden, B. So entstehen Männer, Frauen und alles dazwischen. Stern.de. https://www.stern.de/gesundheit/sexualitaet/grundlagen/geschlecht-so-entstehen-maenner--frauen-und-alles-dazwischen-3447298.html (letzter Aufruf: 14. 05. 2019)

Jeges, O. (2013). Auch Männer können stillen. Welt. https://www.welt.de/print/die_welt/vermischtes/article112395779/Auch-Maenner-koennen-stillen.html (letzter Aufruf: 14. 05. 2019)

Kunz, T., Hosken, D. (2009). Male lactation: why, why not and is it care? Trends in Ecology & Evolution. 24(2): 80–85. doi:10.1016/j.tree.2008.09.009. PMID 19100649.

Lohaus, S. (2013). Papa kann auch stillen. Die Zeit. https://www.zeit.de/lebensart/partnerschaft/2013-02/partnerschaft-gleichberechtigung-baby-stillen (letzter Aufruf: 14. 05. 2019)

Mannders (2007). Stillende Männer. Uni-Protokolle. http://www.uni-protokolle.de/foren/viewt/132978,0.html (letzter Aufruf: 14. 05. 2019)

Mayo Clinic (2017). DHEA. https://www.mayoclinic.org/drugs-supplements-dhea/art-20364199 (letzter Aufruf: 14. 05. 2019)

Nawroth, F. (2019). Hyperprolaktinämie. Der Gynäkologe. 52(7), 529–537. doi:10.1007/s00129-019-4453-3

News.de. Von wegen schön!: Diese Sängerin hat drei Brustwarzen! http://www.news.de/promis/855552017/schoenheitsmakel-bei-megan-fox-ashton-kutcher-lilly-allen-vier-nippel-und-halbe-finger-darunter-leiden-die-stars/2/ (letzter Aufruf: 14. 05. 2019)

Rank, A. (2018). Auch ehemalige Männer können stillen. Deutschlandfunknova. https://www.deutschlandfunknova.de/nachrichten/transgender-auch-maenner-koennen-stillen (letzter Aufruf: 14. 05. 2019)

Reisman, T., Goldstein, Z. (2018). Case report: Induced lactation in a transgender woman. Transgender Health, 3(1), 24–26. doi:10.1089/trgh.2017.0044

Rosenkranz, P. (2018). Vererbung des Geschlechts. Planet Wissen. https://www.planet-wissen.de/natur/anatomie_des_menschen/vererbung/pwievererbungdesgeschlechts100.html (letzter Aufruf: 14. 05. 2019)

Scholl, M. (2014). Fünf Dinge, die viele Männer nicht über ihren Körper wissen. Focus. https://www.focus.de/gesundheit/ratgeber/potenz/5-ueberraschende-fakten-was-viele-maenner-noch-nicht-ueber-ihren-koerper-wussten_id_3742935.html (letzter Aufruf: 14. 05. 2019)

Pschyrembel online. Prolaktin. https://www.pschyrembel.de/Prolaktin/K0HRQ (letzter Aufruf: 05. 09. 2019)

Schorsch, A. (2009). Ist männliche Milchbildung möglich? N-TV. https://www.n-tv.de/wissen/frageantwort/Ist-maennliche-Milchbildung-moeglich-article295582.html (letzter Aufruf: 14. 05. 2019)

Spiegel-Online (2011). Die Prügelpromis: Vor laufender Kamera. Der Spiegel. http://www.spiegel.de/fotostrecke/die-groessten-tv-ausraster-amok-auf-der-mattscheibe-fotostrecke-107259-7.html (letzter Aufruf: 14. 05. 2019)

Spoerri, D. (1996). Geheimnisvolle weiße Nieren. Der Spiegel. http://www.spiegel.de/spiegel/spiegelspecial/d-8904499.html (letzter Aufruf: 14. 05. 2019)

Süddeutsche (2018). Neue Therapie ermöglicht Transfrau das Stillen. https://www.sueddeutsche.de/wissen/medizinischer-durchbruch-neue-therapie-ermoeglicht-transfrau-das-stillen-1.3871620 (letzter Aufruf: 14. 05. 2019)

Swaminathan, N. (2007). Strange but True: Males Can Lactate. Scientific American. https://www.scientificamerican.com/article/strange-but-true-males-can-lactate/ (letzter Aufruf: 14. 05. 2019)

Trube, C. (2018). Hexenmilch: Wenn Babys Milch produzieren. Hallo Eltern. https://www.hallo-eltern.de/baby/hexenmilch/ (letzter Aufruf: 14. 05. 2019)

von Humboldt, A. (1819). Voyage aux régions équinoxiales du Nouveau Continent fait en 1799, 1800, 1801, 1802, 1803 et 1804 par Al[exandre] de Humboldt et A[imé] Bonpland. Paris: Schoell/Maze/Smith. https://gallica.bnf.fr/ark:/12148/bpt6k61298j/f384.image.r=lozano (letzter Aufruf: 14. 05. 2019)

von Humboldt, A. (2008): Die Forschungsreisen in die Tropen Amerikas. Darmstadt: Wissenschaftliche Buchgesellschaft.

Voos, D. (2017). Prolaktin: Das Milchhormon. Apotheken-Umschau. https://www.apotheken-umschau.de/laborwerte/prolaktin (letzter Aufruf: 14. 05. 2019)

Westhoff, J. (2017). Keine unnütze Verzierung. Deutschlandfunk. https://www.deutschlandfunk.de/maennliche-brustwarzen-keine-unnuetze

-verzierung.709.de.html?dram:article_id=383053 (letzter Aufruf: 14. 05. 2019)

Wissen.de. Können Männer stillen?. https://www.wissen.de/video/koennen-maenner-stillen (letzter Aufruf: 14. 05. 2019)

Yeginsu, C. (2018). Transgender Woman Breast-Feeds Baby After Hospital Induces Lactation. NY Times. https://www.nytimes.com/2018/02/15/health/transgender-woman-breast-feed.html (letzter Aufruf: 14. 05. 2019)

Weshalb dürfen Babys keinen Honig essen?

Abdulla, C. O., Ayubi, A., Zulfiquer, F., Santhanam, G., Ahmed, M. A. S. (2012). Infant botulism following honey ingestion. BMJ Case Reports. doi:10.1136/bcr.11.2011.5153

Adlerberth, I., Wold, A. E. (2009). Establishment of the gut microbiota in Western infants. Acta Paediatrica, 98(2), 229–238. doi:10.1111/j.1651-2227.2008.01060.x

Bundesinstitut für Risikobewertung (2015): Fragen und Antworten zu Botulismus. Aktualisierte FAQ des BfR. https://bfr.bund.de/cm/343/fragen-und-antworten-zu-botulismus.pdf (letzter Aufruf: 16. 12. 2018)

Bundesinstitut für Risikobewertung: Hinweise für Verbraucher zum Botulismus durch Lebensmittel. https://www.bfr.bund.de/cm/350/hinweise_fuer_verbraucher_zum_botulismus_durch_lebensmittel.pdf (letzter Aufruf: 16. 12. 2018)

Bundesinstitut für Risikobewertung: Selbst hergestellte Kräuteröle und in Öl eingelegtes Gemüse bergen gesundheitliche Risiken. Mitteilung Nr. 001/2016 des BfR vom 04. Januar 2016. https://mobil.bfr.bund.de/cm/343/selbst-hergestellte-kraeuteroele-und-in-oel-eingelegte-gemuese-bergen-gesundheitliche-risiken.pdf (letzter Aufruf: 16. 12. 2018)

Deutscher Imkerbund e. V. (2017). Jahresbericht 2016/2017. Wachtberg

Chalk, C. H., Benstead, T. J., Keezer, M. (2014). Medical treatment for botulism. Cochrane Database of Systematic Reviews, 2. Art. No.: CD008123. doi:10.1002/14651858.CD008123.pub3

Costello, E. K., Stagaman, K., Dethlefsen, L., Bohannan, B. J. M., Relman, D. A. (2012). The Application of Ecological Theory Toward an Understanding of the Human Microbiome. Science, 336(6086), 1255–1262. doi:10.1126/science.1224203

Deutscher Bundestag (2001): Plötzlicher Kindstod durch Botulismus-Erreger. Drucksache 14/6666 vom 06.07.2001. Bonn: Bundesanzeiger Verlagsgesellschaft. http://dipbt.bundestag.de/dip21/btd/14/066/1406666.pdf (letzter Aufruf: 21. 03. 2019)

Fenicia, L, Anniballi, F. (2009). Infant botulism. Annali dell'Istituto Superiore di Sanità, 45(2), 134–146. PMID: 19636165

Infant Botulism Treatment and Prevention Programme. http://www.infantbotulism.org/contact/international.php (letzter Aufruf: 16. 12. 2018)

Pfausler, B. (2017). S1-Leitlinie Botulismus. In: Deutsche Gesellschaft für Neurologie (Ed.): Leitlinien für Diagnostik und Therapie in der Neurologie. https://www.dgn.org/leitlinien/3491-1I-030-109-2017-botulismus (letzter Aufruf: 16. 12. 2018)

Quinn, K. K., Cherry, J. D., Shah, N. R., Christie, L. J. (2013). A 3-month-old Boy With Concomitant Respiratory Syncytial Virus Bronchiolitis and Infant Botulism. The Pediatric Infectious Disease Journal, 32(2), 195. doi:10.1097/INF.0b013e3182756276

Säuglingsbotulismus: Honig ist eine Gefahr für Babys (2016). https://www.dak.de/dak/gesundheit/saeuglingsbotulismus-1658694.html (letzter Aufruf: 16. 12. 2018)

Stoll, A. (2014). Säuglingsbotulismus: Kein Honig für Babys! https://www.onmeda.de/g-kinder/saeuglingsbotulismus-3359.html (letzter Aufruf: 16. 12. 2018)

von der Ohe, W. (2001). Das Bieneninstitut Celle informiert. 14. Niedersächsisches Landesinstitut für Bienenkunde

Waseem, M. (2018). Pediatric Botulism. https://emedicine.medscape.com/article/961833-overview#showall (letzter Aufruf: 16. 12. 2018)

Werzin, L.-M., Resch, B. (2015). Das Mikrobiom des Neugeborenen. Eine Literaturrecherche über den aktuellen Wissensstand der neonatalen Mikrobiomforschung. Pädiatrie & Pädologie, 50(4), 160–167. doi:10.1007/s00608-015-0289-9

Bartels, S., Darcy, I., Höhle, B. (2009). Schwa syllables facilitate word segmentation for 9-month-old German-learning infants. In: Chandlee, J., Franchini, M., Lord, S., et al. (Eds.), BUCLD 33: Proceedings of the 33rd Annual Boston University Conference on Language Development. Somerville M.A.: Cascadilla Press, 73–84.

Best, C. T., Mc Roberts, G. W., Sithole, N. M. (1988). Examination of Perceptual Reorganization for Nonnative Speech Contrasts: Zulu Click Discrimination by English-Speaking Adults and Infants. Journal of Experimental Psychology: Human Perception and Performance, 14(3), 345–360. doi:10.1037/0096-1523.14.3.345

Blawat, K. (2017). Guck mal, eine Ba-na-ne! Süddeutsche Zeitung. https://www.sueddeutsche.de/wissen/eltern-kind-kommunikation-guck-mal-eine-ba-na-ne-1.3614953 (letzter Aufruf: 5. 3. 2019)

Bortfeld, H., Morgan, J. L., Golinkoff, R. M., Rathbun K. (2005). Mommy and me: familiar names help launch babies into speech-stream segmentation. Psychological Science, 16, 298–304. doi:10.1111/j.0956-7976.2005.01531.x

Burnham, D., Francis, E., Vollmer-Conna, U., Kitamura, C., Averkiou, V., Olley, A., Nguyen, M., Paterson, C. (1998). Are you my little pussy-cat? acoustic, phonetic and affective qualities of infant- and pet-directed speech. In: Fifth International Conference on Spoken Language Processing

Burnham, D., Kitamura, C. (2003). Pitch and communicative intent in mothers speech: adjustments for age and sex in the first year. Infancy, 4, 85–110. doi:10.1207/S15327078IN0401_5

Burnham, D., Kitamura, C., Vollmer-Conna, U. (2002). What's new pussycat? On talking to babies and animals. Science, 296, 1435. doi:10.1126/science.1069587

Chong, S. C. F., Werker, J. F., Russell, J. A., Carroll, J. M. (2003). Three facial expressions mothers direct to their infants. Infant and Child Development: An International Journal of Research and Practice, 12(3), 211–232. doi:10.1002/icd.286

Fernald, A., Morikawa, H. (1993). Common themes and cultural variations in Japanese and American mothers' speech to infants. Child Development, 64(3), 637–656. doi:10.1111/j.1467-8624.1993.tb02933.x

Fernald, A., Taeschner, T., Dunn, J., Papousek, M., Boysson-Bardies, B., Fukui, I. (1989). A cross-language study of prosodic modifications in mothers' and fathers' speech to preverbal infants. Journal of Child Language, 16, 477–501. doi:10.1017/S0305000900010679

Fernald, A. (1985). Four-month-old infants prefer to listen to motherese. Infant Behavior and Development, 8(2), 181–195. doi:10.1016/S0163-6383(85)80005-9

Floccia, C., Keren-Portnoy, T., DePaolis, R., Duffy, H., Delle Luche, C., Durrant, S. et al. (2016). British English infants segment words only with exaggerated infant-directed speech stimuli. Cognition, 148, 1–9. doi:10.1016/j.cognition.2015.12.004

Golinkoff, R. M., Can, D. D., Soderstrom, M., Hirsh-Pasek, K. (2015). (Baby) talk to me: the social context of infant-directed speech and its effects on early language acquisition. Current Directions in Psychological Science, 24, 339–344. doi:10.1177/0963721415595345

Imai, M., Kita, S. (2014). The sound symbolism bootstrapping hypothesis for language acquisition and language evolution. Philosophical Transactions of the Royal Society B: Biological Sciences, 369(1651), 20130298. doi:10.1098/rstb.2013.0298

Kalashnikova, M., Carignan, C., Burnham, D. (2017). The origins of baby-talk: smiling, teaching or social convergence. Royal Society Open Science, 4(8), 170306. doi:10.1098/rsos.170306

Kuhl, P., Andruski, J. E., Chistovich, I. A., Chistovich, L. A., Kozhevnikova, E. V., Ryskina, V. L., Stolyarova, E. L., Sundberg, U., Lacerda, F. (1997). Cross-language analysis of phonetic units in language addressed to infants. Science, 277(5326), 684–686. doi:10.1126/science.277.5326.684

Laing, C. E. (2017). A perceptual advantage for onomatopoeia in early word learning: Evidence from eye-tracking. Journal of Experimental Child Psychology, 161, 32–45. doi:10.1016/j.jecp.2017.03.017

Laing, C. E., Vihman, M., Keren-Portnoy, T. (2017). How salient are onomatopoeia in the early input? A prosodic analysis of infant-directed speech. Journal of Child Language, 44(5), 1117–1139. doi:10.1017/S0305000916000428

Ota, M., Skarabela, B. (2018). Reduplication facilitates early word segmentation. Journal of Child Language, 45(1), 204–218. doi:10.1017/S0305000916000660

Pohl, M., Grijzenhout, J. (2014). Perceptual reorganization and stop contrast discrimination in the first and second year of life. Paper presented at the 13th International Congress for the Study of Child Language IASCL. Amsterdam, NL.

Song, J. Y., Demuth, K., Morgan, J. (2010). Effects of the acoustic properties of infant-directed speech on infant word recognition. The Journal of the Acoustical Society of America, 128(1), 389–400. doi:10.1121/1.3419786.

Tardif, T., Fletcher, P., Liang, W., Zhang, Z., Kaciroti, N., Marchman, V. A. (2008). Baby's first 10 words. Developmental Psychology, 44(4), 929. doi:10.1037/0012-1649.44.4.929

Thiessen, E. D., Hill, E. A., Saffran, J. R. (2005). Infant-directed speech facilitates word segmentation. Infancy, 7(1), 53–71. doi:10.1207/s15327078in0701_5

Trainor, L. J., Austin, C. M., Desjardins, R. N. (2000). Is infant-directed speech prosody a result of the vocal expression of emotion?. Psychological Science, 11(3), 188–195. doi:10.1111/1467-9280.00240

Werker, J. F., Lalonde, C. E. (1988). Cross-language speech perception: Initial capabilities and developmental change. Developmental Psychology, 24(5), 672–683. doi:10.1037/0012-1649.24.5.672

Werker, J. F., Tees, R. C. (1984). Cross-language speech perception: Evidence for perceptual reorganization during the first year of life. Infant Behavior and Development, 7(1), 49–63. doi:10.1016/S0163-6383(84)80022-3

Zahner, K., Schoenhuber, M., Braun, B. (2016). The limits of metrical segmentation: intonation modulates infants' extraction of embedded trochees. Journal of Child Language, 43(6), 1338–1364. doi:10.1017/S0305000915000744

Zahner, K., Schönhuber, M., Grijzenhout, J., Braun, B. (2016). Konstanz prosodically annotated infant-directed speech corpus (KIDS Corpus). Paper presented at the 8th International Conference on Speech Prosody. Boston, MA

Was passiert, wenn Babys nicht krabbeln?

Adolph, K. E., Cole, W. G., Komati, M., Garciaguirre, J. S., Badaly, D., Lingeman, J. M., Chan, G. L. Y., Sotsky, R. B. (2012). How Do You Learn to Walk? Thousands of Steps and Dozens of Falls per Day. Psychological Science, 23(11), 1387–1394. doi:10.1177/0956797612446346

Adolph, K. E., Karasik, L. B., Tamis-LeMonda, C. S. (2012). Moving Between Cultures: Cross-Cultural Research on Motor Development. In: Bornstein, M. (Ed.): Handbook of cross-cultural developmental science, Vol. 1, Domains of development across cultures. Hove: Psychology Press

Bornstein, M. H., Hahn, C.-S., Suwalsky, J. T. D. (2013). Physically Developed and Exploratory Young Infants Contribute to Their Own Long-Term Academic Achievement. Psychological Science, 24(10), 1906–1917. doi:10.1177/0956797613479974

Caravale, B., Mirante, N., Vagnoni, C., Vicari, S. (2012). Change in cognitive abilities over time during preschool age in low risk preterm children. Early Human Development, 88(6), 363–367. doi:10.1016/j.earlhumdev.2011.09.011

Den Ouden, L., Rijken, M., Brand, R., Verloove-Vanhorick, S. P., Ruys, J. H. (1991). Is it correct to correct? Developmental milestones in 555 »normal« preterm infants compared with term infants. The Journal of Pediatrics, 118(3), 399–404. doi:10.1016/S0022-3476(05)82154-7

Formiga, C., Martins Roberto, K., Vieira, M. E. B., Linhares, M. B. M. (2015). Developmental assessment of infants born preterm: comparison between the chronological and corrected ages. Journal of Human Growth and Development, 25(2), 230–236. doi:10.7322/JHGD.103020

Jeng, S.-F., Yau, K.-I. T., Liao, H.-F., Chen, L.-C., Chen, P.-S. (2000). Prognostic factors for walking attainment in very low-birthweight preterm infants. Early Human Development, 59(3), 159–173. doi:10.1016/S0378-3782(00)00088-8

Kretch, K. S., Franchak, J. M., Adolph, K. E. (2014). Crawling and Walking Infants See the World Differently. Child Development, 85, 1503–1518. doi:10.1111/cdev.12206

Lücke, T. (2017). Gesunde Entwicklung und Entwicklungsstörungen im ersten Lebensjahr. Monatsschrift Kinderheilkunde, 165(4), 288–300. doi:10.1007/s00112-017-0264-6

Mondschein, E. R., Adolph, K. E., Tamis-LeMonda, C. S. (2000). Gender Bias in Mothers' Expectations about Infant Crawling. Journal of Experimental Child Psychology, 77(4), 304–316. doi:10.1006/jecp.2000.2597

Moreira, R. S., Magalhães, L. C., Alves, C. R. L. (2014). Effect of preterm birth on motor development, behavior, and school performance of school-age children: a systematic review. Jornal de Pediatria, 90(2), 119–134. doi:10.1016/j.jped.2013.05.010

Pauen, S., Heilig, L., Danner, D., Haffner, J., Tettenborn, A., Roos, J. (2012). Milestones of Normal Development in Early Years (MONDEY): Konzeption und Überprüfung eines Programms zur Beobachtung und Dokumentation der frühkindlichen Entwicklung von 0–3 Jahren. Frühe Bildung, 1, 64–70. doi:10.1026/2191-9186/a000032

Pin, T., Eldridge, B., Galea, M. P. (2007). A review of the effects of sleep position, play position, and equipment use on motor development in infants. Developmental Medicine & Child Neurology, 49, 858–867. doi:10.1111/j.1469-8749.2007.00858.x

Righetti, L., Nylén, A., Rosander, K., Ijspeert, A. J. (2015). Kinematic and Gait Similarities between Crawling Human Infants and Other Quadruped Mammals. Frontiers in Neurology, 6, 17. doi:10.3389/fneur.2015.00017

Roth, A., Krombolz, H. (2016). Meilensteine der motorischen Entwicklung. Panelstudie zur motorischen Entwicklung von Kindern in den ersten zwei Lebensjahren. München: Staatsinstitut für Frühpädagogik. http://digital.bib-bvb.de/webclient/DeliveryManager?pid=10625448 (letzter Aufruf: 10. 11. 2018)

Taylor, B. (2002). Babywalkers. British Medical Journal (Clinical research ed.), 325(7365), 612. PMCID: PMC1124148

van Haastert, I. C., de Vries, L. S., Helders, P. J. M., Jongmans, M. J. (2006). Early gross motor development of preterm infants according to the Alberta Infant Motor Scale. The Journal of Pediatrics, 149(5), 617–622. doi:10.1016/j.jpeds.2006.07.025

Walle, E. A.; Campos, J. J. (2014). Infant language development is related to the acquisition of walking. Developmental Psychology, 50(2), 336–348. doi:/10.1037/a0033238

WHO Multicentre Growth Reference Study Group, de Onis, M. (2006). WHO Motor Development Study: windows of achievement for six gross motor development milestones. Acta Paediatrica, 95, 86–95. doi:10.1080/08035320500495563

Weshalb hat Babykacke so viele verschiedene Farben?

Ahanya, S. N., Lakshmanan, J., Morgan, B. L., Ross, M. G. (2005). Meconium passage in utero: mechanisms, consequences, and management. Obstetrical & Gynecological Survey, 60(1), 45–56. doi:10.1097/01.ogx.0000149659.89530.c2

Bäckhed, F., Roswall, J., Peng, Y., Feng, Q., Jia, H., Kovatcheva-Datchary, P., Li, Y., Xia, Y., Xie, H., Zhong, H., Khan, M. T., Zhang, J., Li, J., Xiao, L., Al-Aama, J., Zhang, D., Shiuan Lee, Y., Kotowska, D., Colding, C., Tremaroli, V., Yin, Y., Bergman, S., Xu, X., Madsen, L., Kristiansen, K., Dahlgren, J., Wang, J. (2015). Dynamics and Stabilization of the Human Gut Microbiome during the First Year of Life. Cell Host & Microbe, 17(5), 690–703. doi:10.1016/j.chom.2015.04.004

Braun, J. M., Daniels, J. L., Poole, C., Olshan, A. F., Hornung, R., Bernert, J. T., Xia, Y., Bearer, C., Boyd Barr, D., Lanphear, B. P. (2010). A prospective cohort study of biomarkers of prenatal tobacco smoke exposure: the correlation between serum and meconium and their association with infant birth weight. Environmental Health, 9, 53. doi:10.1186/1476-069X-9-53

Corazziari, E., Staiano, A., Miele, E., Greco, L. (2005). Bowel frequency and defecatory patterns in children: a prospective nationwide survey. Clinical Gastroenterology and Hepatology, 3(11), 1101–6. PMID: 16271341

Fontana, M., Bianchi, C., Cataldo, F., Conti Nibali, S., Cucchiara, S., Gobio Casali, L., Iacono, G., Sanfilippo, M., Torre, G. (1989). Bowel frequency in healthy children. Acta Paediatrica, 78(5), 682–4. PMID: 2688353

Hunter, W. What color is your baby poop? babyscience.info. http://babyscience.info/what-color-is-your-baby-poop/ (letzter Aufruf: 10. 11. 2018)

Kim, K. O., Gluck, M. (2019). Fecal Microbiota Transplantation: An Update on Clinical Practice. Clinical Endoscopy, 52, 137–143. doi:10.5946/ce.2019.009

Steven, A., Frese, D., Mills, A. (2015). Birth of the Infant Gut Microbiome: Moms Deliver Twice! Cell Host & Microbe, 17(5), 543–544. doi:10.1016/j.chom.2015.04.014

Tham, E. B., Nathan, R., Davidson, G. P., Moore, D.J. (1996). Bowel habits of healthy Australian children aged 0–2 years. Journal of Paediatrics and Child Health, 32(6), 504–7

Wiswell, T. E., Gannon, C. M. et al. (2000). Delivery room management of the apparently vigorous meconium-stained neonate: results of the multicenter, international collaborative trial. Pediatrics, 105(1), 1–7

Sind Nüsse für kleine Kinder wirklich gefährlich?

AMBOSS GmbH. Atemwege und Lunge. https://www.amboss.com/de/wissen/Atemwege_und_Lunge (letzter Aufruf: 21. 03. 2019)

Ärzteblatt (2015). Neue Studie überrascht Allergologen. https://www.aerzteblatt.de/nachrichten/63098/Neue-Studie-ueberrascht-Allergologen (letzter Aufruf: 21. 03. 2019)

Berufsverband der Kinder- und Jugendärzte e. V. (2011). Kinder- und Jugendärzte warnen: Nüsse und Mandeln nicht für Kinder unter vier Jahren. https://www.kinderaerzte-im-netz.de/news-archiv/meldung/article/kinder-und-jugendaerzte-warnen-nuesse-und-mandeln-nicht-fuer-kinder-unter-vier-jahren/ (letzter Aufruf: 21. 03. 2019)

Deutsche Gesellschaft für Ernährung (2015). Update Säuglingsernährung – Handlungsempfehlungen liefern klare Antworten für Eltern. DGEinfo, 5, 71–74. https://www.dge.de/ernaehrungspraxis/bevoelkerungsgruppen/saeuglinge/update-saeuglingsernaehrung/ (letzter Aufruf: 21. 03. 2019)

Concepcion, E. (2018). Pediatric Airway Foreign Body. https://emedicine.medscape.com/article/1001253-overview#showall (letzter Aufruf: 21. 03. 2019)

Du Toit, G., Roberts, G., Sayre, P. H., Bahnson, H. T., Radulovic, S., Santos, A. F., Turcanu, V. (2015). Randomized trial of peanut consumption in infants at risk for peanut allergy. New England Journal of Medicine, 372(9), 803–813. doi:10.1056/NEJMoa1414850

Eich, C., Nicolai, T., Hammer, J., Deitmer, T., Schmittenbecher, P., Schubert, K. P., Bootz, F. (2016). Interdisziplinäre Versorgung von Kindern nach Fremdkörperaspiration und Fremdkörperingestion. Laryngo-Rhino-Otologie, 95(05), 321–331. doi:10.1055/s-0042-102614

Nicolai, T. (2017). Hat der Dreijährige etwas aspiriert?. MMW – Fortschritte der Medizin, 159(15), 41–43. doi:10.1007/s15006-017-0008-5

Perkin, M. R., Logan, K., Tseng, A., Raji, B., Ayis, S., Peacock, J., Flohr, C. (2016). Randomized trial of introduction of allergenic foods in breastfed infants. New England Journal of Medicine, 374(18), 1733–1743. doi:10.1056/NEJMoa1514210

Ruhr-Universität Bochum (2006). Die Hülle beweist: Die Walnuss ist wirklich eine Nuss. http://www.pm.ruhr-uni-bochum.de/pm2006/msg00255.htm (letzter Aufruf: 21. 03. 2019)

Singh, H., Parakh, A. (2014). Tracheobronchial foreign body aspiration in children. Clinical Pediatrics, 53(5), 415–419. doi:10.1177/0009922813506259

Warshawsky, M. E. (2015). Foreign Body Aspiration. https://emedicine.medscape.com/article/298940-overview#showall (letzter Aufruf: 21. 03. 2019)

Woraus besteht Käseschmiere?

Blume-Peytavi, U., Cork, M. J., Faergemann, J., Szczapa, J., Vanaclocha, F., Gelmetti, C. (2009). Bathing and cleansing in newborns from day 1 to first year of life: recommendations from a European round table meeting. Journal of the European Academy of Dermatology and Venereology, 23(7), 751–9. doi:10.1111/j.1468-3083.2009.03140.x.

DocCheck: Käseschmiere. http://flexikon.doccheck.com/de/K%C3%A4seschmiere (letzter Aufruf: 05. 02. 2019)

Hoath, S. B., Pickens, W. L., Visscher, M. O. (2006). The biology of vernix caseosa. International Journal of Cosmetic Science, 28, 319–333. doi:10.1111/j.1467-2494.2006.00338.x

Míková, R., Vrkoslav, V., Hanus, R., Háková, E., Hábová, Z., et al. (2014). Newborn Boys and Girls Differ in the Lipid Composition of Vernix Caseosa. PLOS ONE 9(6), e99173. doi:10.1371/journal.pone.0099173

n-tv. Künstliche Käseschmiere: Hilfe bei Hautverletzungen, 21.3.2009. http://www.n-tv.de/wissen/Hilfe-bei-Hautverletzungen-article62597.html (letzter Aufruf: 05. 02. 2019)

Singh, G., & Archana, G. (2008). Unraveling the mystery of vernix caseosa. Indian Journal of Dermatology, 53(2), 54–60. doi:10.4103/0019-5154.41645

swissmom: Käseschmiere. https://www.swissmom.ch/baby/medizinisches/das-neugeborene/kaeseschmiere/ (letzter Aufruf: 05. 02. 2019)

Tollin, M., Jägerbrink, T., Haraldsson, H., Agerberth, B., Jörnvall, H. (2006). Proteome Analysis of Vernix Caseosa. Pediatric Research, 60, 430–434. doi:10.1203/01.pdr.0000238253.51224.d7

Visscher, M. O., Narendran, V., Pickens, W. L., LaRuffa, A. A., Meinzen-Derr, J., Allen, K., Hoath, S. B. (2005). Vernix Caseosa in Neonatal Adaptation. Journal of Perinatology, 25, 440–446. doi:10.1038/sj.jp.7211305

Warum müssen Babys so oft aufstoßen?

Aschenheim, E. (1913): Rumination und Pylorospasmus. Zeitschrift für Kinderheilkunde, 8(1), 161–166. doi:10.1007/BF02087127

Babymag. Bäuerchen und Aufstossen: viel Luft um Nichts? https://www.babymag.ch/de/bebe-0-1-an/bien-etre-sante/baeuerchen-und-aufstossen-viel-luft-um-nichts (letzter Aufruf: 21. 03. 2019)

Beliebte Vornamen. Sind Speikinder wirklich Gedeihkinder? https://www.beliebte-vornamen.de/9769-speikinder.htm (letzter Aufruf: 21. 03. 2019)

Benaroch, R. (2016). Is burping really necessary? Grandma versus science! The Pediatric Insider. https://pediatricinsider.wordpress.com/2016/08/22/is-burping-really-necessary-grandma-versus-science/ (letzter Aufruf: 21. 03. 2019)

Bolin, T. (2013). Wind: problems with intestinal gas. Australian Family Physician, 42(5), 280–283.

Deutsche Gesellschaft für Gesundheitsinformationen im Netz. Saures Aufstoßen (beim Baby): Prävention. https://www.sodbrennen-wissen.de/sodbrennen/saures-aufstossen-beim-baby/praevention (letzter Aufruf: 21. 03. 2019)

Facebook. Mein Tag am Wiener Praterstern. https://www.facebook.com/photo.php?fbid=10153325869356892&set=a.10150369768846892 (letzter Aufruf: 21. 03. 2019)

Guinnessworldrecords. Loudest burp, male. www.guinnessworldrecords.com/world-records/80129-loudest-burp-male (letzter Aufruf: 21.03.2019)

Heute. Wiener Kebap-Rülpser muss keine Strafe zahlen. https://www.heute.at/oesterreich/wien/story/Wiener-Kebap-Ruelpser-muss-keine-Strafe-zahlen-57320996 (letzter Aufruf: 21.03.2019)

Hipp. Hilfe mein Baby ist nur noch am Rülpsen!!!! https://www.hipp.de/forum/viewtopic.php?t=10132 (letzter Aufruf: 21.03.2019)

Howland, G. (2019). How to Burp a Baby: Top 10 Baby Burping Tips. https://www.mamanatural.com/how-to-burp-baby/ (letzter Aufruf: 21.03.2019)

Kaur, R., Bharti, B., Saini, S. K. (2015). A randomized controlled trial of burping for the prevention of colic and regurgitation in healthy infants. Child: Care, Health and Development, 41(1), 52–56. doi:10.1111/cch.12166

Kidshealth. Burping Your Baby. https://kidshealth.org/en/parents/burping.html (letzter Aufruf: 21.03.2019)

Krisch, J. A. (2018). Scientific Data Shows Burping Your Baby Isn't Helping. https://www.fatherly.com/health-science/scientific-research-burping-babies-not-helpful/ (letzter Aufruf: 21.03.2019)

Kurier. Rülpser am Praterstern: Verfahren gegen Barkeeper eingestellt. https://kurier.at/chronik/wien/ruelpser-am-wiener-praterstern-verfahren-gegen-barkeeper-eingestellt/259.660.994 (letzter Aufruf: 21.03.2019)

Lang, I. M. (2016). The physiology of eructation. Dysphagia, 31(2), 121–133. doi:10.1007/s00455-015-9674-6

Mamiweb. Rülpsen eure Kleinen auch manchmal so laut? https://www.mamiweb.de/fragen/gesundheit/babyalter/3464881_ruelpsen-eure-kleinen-auch-manchmal-so-laut.html (letzter Aufruf: 21.03.2019)

Monatsschrift Kinderheilkunde (2004). Gastroösophagealer Reflux. Monatsschrift Kinderheilkunde, 152(9), 951–951. doi:10.1007/s00112-004-1019-8

Mundmische. Speikinder sind Gedeihkinder. https://www.mundmische.de/bedeutung/30228-Speikinder_sind_Gedeihkinder (letzter Aufruf: 21.03.2019)

Netmoms. Baby ist ständig am aufstoßen???????????? https://www.netmoms.de/fragen/detail/baby-ist-staendig-am-aufstossen-21860224 (letzter Aufruf: 21.03.2019)

Norris, T. Illustrated Guide for Burping Your Sleeping Baby. https://www.healthline.com/health/how-to-burp-a-sleeping-baby (letzter Aufruf: 21.03.2019)

ORF. Anstandsverletzung: 70 Euro Strafe für Rülpser. https://wien.orf.at/news/stories/2758718/ (letzter Aufruf: 21.03.2019)

Prell, C., Koletzko, S. (2011). Gastroösophageale Refluxkrankheit im Kindes- und Jugendalter. Der Gastroenterologe, 6(6), 461–470. doi:10.1007/s11377-010-0509-6

Pschyrembel online. Magenblase. https://www.pschyrembel.de/Magenblase/K0DHL/doc/ (letzter Aufruf: 21.03.2019)

Radke, M., & Riemann, J. F. (2011). Braucht Deutschland Kindergastroenterologen? Der Gastroenterologe, 6(6), 459–460.doi:10.1007/s11377-011-0559-4

Raue, W. (2018). Wenn die Luft raus ist: Diese Rülps-Fakten sollten Sie kennen. https://www.onmeda.de/magazin/ruelpsen-und-aufstossen.html (letzter Aufruf: 21.03.2019)

Rothenberg, M. Bäuerchen machen – hilft es Babys wirklich? https://www.brigitte.de/familie/schlau-werden/baeuerchen-machen--laut-studie-hat-es-keinen-effekt-auf-babys-10851570.html (letzter Aufruf: 21.03.2019)

Ryu, H. S., Choi, S. C., Lee, J. S. (2014). Belching (eructation). The Korean Journal of Gastroenterology, 64(1), 4–9. doi:10.4166/kjg.2014.64.1.4

Sanders, L. (2016). Maybe you don't need to burp your baby. https://www.sciencenews.org/blog/growth-curve/maybe-you-dont-need-burp-your-baby (letzter Aufruf: 21.03.2019)

Siegel, S. A. (2016). Aerophagia induced reflux in breastfeeding infants with ankyloglossia and shortened maxillary labial frenula (tongue and lip tie). International Journal of Clinical Pediatrics, 5(1), 6–8. doi:10.14740/ijcp246w

Swissmom. Speien. https://www.swissmom.ch/baby/medizinisches/ist-mein-baby-krank/speien/ (letzter Aufruf: 21.03.2019)

Swissmom. Das »Görpsli« – wann und wie? https://www.swissmom.ch/baby/stillen/so-klappt-es-mit-dem-stillen/das-goerpsli/ (letzter Aufruf: 21.03.2019)

Urbia. Sehr lautes Bäuerchen. https://www.urbia.de/forum/9-baby/4326667-sehr-lautes-baeuerchen (letzter Aufruf: 21.03.2019)

Urbia. Hilfe: Rülpsen … Bitte Tipps! https://www.urbia.de/forum/9-baby/4895111-hilfe-ruelpsen-bitte-tipps (letzter Aufruf: 21.03.2019)

Urbia. Lena mag nicht rülpsen. https://www.urbia.de/forum/9-baby/459023-lena-mag-nicht-ruelpsen (letzter Aufruf: 29. 12. 2018)
Urbia. Warum rülpst mein Enkekind so viel? https://www.urbia.de/forum/3-kleinkind/2350850-warum-ruelpst-mein-enkekind-so-viel (letzter Aufruf: 21. 03. 2019)
Wahrig Herkunftswörterbuch. Bäuerchen. https://www.wissen.de/wortherkunft/baeuerchen (letzter Aufruf: 21. 03. 2019)

Sollen Eltern Schnuller ablecken?

Abou-Jaoude, E., Sitarik, A., Havstad, S., Ownby, D., Jones K., Kim, H., Joseph, C., Zoratti, E. (2018). Association between pacifier cleaning methods and child total ige. Annals of Allergy, Asthma & Immunology, 121(5), S47. https://doi.org/10.1016/j.anai.2018.09.148
Alm, B., Wennergren, G., Möllborg, P., Lagercrantz, H. (2016). Breastfeeding and dummy use have a protective effect on sudden infant death syndrome. Acta Paediatrica, 105(1), 31–8. doi:10.1111/apa.13124
Balaban, R., Cruz Câmara, A., Barros Ribeiro Dias Filho, E., Andrade Pereira, M., Menezes Aguiar, C. (2018). Infant sleep and the influence of a pacifier. International Journal of Paediatric Dentistry, 28(5), 481–489. doi:10.1111/ipd.12373
Baker, E., Masso, S., McLeod, S., Wren, Y. (2018). Pacifiers, Thumb Sucking, Breastfeeding, and Bottle Use: Oral Sucking Habits of Children with and without Phonological Impairment. Folia Phoniatrica et Logopaedica, 70, 165–173. doi:10.1159/000492469
Beck, J. (2018). Dem plötzlichen Kindstod auf der Spur. Volksstimme. https://www.volksstimme.de/sachsen-anhalt/medizinforschung-dem-ploetzlichen-kindstod-auf-der-spur (letzter Aufruf: 14. 05. 2019)
Berufsverbands der Kinder- und Jugendärzte e. V. (2013). Schnuller des Babys nicht ablecken. https://www.kinderaerzte-im-netz.de/news-archiv/meldung/article/schnuller-des-babys-nicht-ablecken/ (letzter Aufruf: 10. 11. 2018)
Burger, K. (2015). Ist zu viel Hygiene schuld an Allergien? https://www.spektrum.de/news/ist-zu-viel-hygiene-schuld-an-allergien/1389433 (letzter Aufruf: 10. 11. 2018)

Canadian Paediatric Society (2003). Pacifiers (soothers): A user's guide for parents. Paediatrics & Child Health, 8(8), 520–530. doi:10.1093/pch/8.8.520

Castilho, S. D., Rocha, M. A. M. (2009). Pacifier habit: history and multidisciplinary view. Jornal de Pediatria, 85(6), 480–489. doi:10.1590/S0021-75572009000600003

Comina, E., Marion, K., Renaud, F. N., Dore, J., Bergeron, E., Freney, J. (2006). Pacifiers: a microbial reservoir. Nursing & Health Sciences, 8(4), 216–223.doi:10.1111/j.1442-2018.2006.00282.x

Deutscher Bundesverband für Logopädie e. V. (dbl). Störung des Lauterwerbs. https://www.dbl-ev.de/kommunikation-sprache-sprechen-stimme-schlucken/stoerungen-bei-kindern/stoerungsbereiche/sprache/stoerung-des-lauterwerbs.html (letzter Aufruf: 10. 11. 2018)

Felzer, P. E. Was Sie noch nicht über Schnuller wissen. https://www.aponet.de/service/nai/2012/12b/was-sie-noch-nicht-ueber-schnuller-wissen.html (letzter Aufruf: 10. 11. 2018)

Hauck, F. R., Omojokun, O. O., Siadaty, M. S. (2005). Do pacifiers reduce the risk of sudden infant death syndrome? A meta-analysis. Pediatrics, 116(5), 716–23. doi:10.1542/peds.2004–2631

Helmholtz Zentrum München – Deutsches Forschungszentrum für Gesundheit und Umwelt GmbH (2018). Die Hygienehypothese. https://www.allergieinformationsdienst.de/immunsystem-allergie/risikofaktoren/die-hygienehypothese.html (letzter Aufruf: 28. 03. 2019)

Jaafar, S. H., Jahanfar, S., Angolkar, M., Ho, J. J. (2011). Pacifier use versus no pacifier use in breastfeeding term infants for increasing duration of breastfeeding. Cochrane Database Systematic Reviews, 16(3). doi:10.1002/14651858.CD007202.pub2

Molepo, J., & Molaudzi, M. (2015). Contamination and disinfection of silicone pacifiers: an in vitro study. South African Dental Journal, 70(8), 351–353

Nelson-Filho, P., da Silva, L. A. B., da Silva, L. L., Ferreira, P. D. F., Ito, I. Y. (2011). Efficacy of microwaves and chlorhexidine on the disinfection of pacifiers and toothbrushes: an in vitro study. Pediatric Dentistry, 33(1), 10–13

Nelson-Filho, P., Louvain, M. C., Macari, S., Lucisano, M. P., Silva, R. A. B. D., Queiroz, A. M. D., Silva, L. A. B. D. (2015). Microbial contamination and disinfection methods of pacifiers. Journal of Applied Oral Science, 23(5), 523–528. doi:10.1590/1678-775720150244

O'Connor, N. R., Tanabe, K. O., Siadaty, M. S., Hauck, F. R. (2009). Pacifiers and breastfeeding: a systematic review. Archives of Pediatrics & Adolescent Medicine, 163(4), 378–82. doi:10.1001/archpediatrics.2008.578.

Pharmazeutische Zeitung online (2018). Ablutschen doch kein Tabu für Eltern. https://www.pharmazeutische-zeitung.de/ablutschen-doch-kein-tabu-fuer-eltern/ (letzter Aufruf: 10. 11. 2018)

Psaila, K., Foster, J. P., Pulbrook, N., Jeffery, H. E. (2017). Infant pacifiers for reduction in risk of sudden infant death syndrome (protocol). Cochrane Database of Systematic Reviews, 7. doi:10.1002/14651858.CD011147

Staatliche Berufsfachschule für Logopädie am Universitätsklinikum Regensburg. Störungsbilder. http://www.logopaedieschule-regensburg.de/Patienten_blind/Storungsbilder/storungsbilder.htm (letzter Aufruf: 10. 11. 2018)

Statistisches Bundesamt (2017). Todesursachen in Deutschland 2015. Fachserie 12, Reihe 4. https://www.destatis.de/DE/Themen/Gesellschaft-Umwelt/Gesundheit/Todesursachen/Publikationen/Downloads-Todesursachen/todesursachen-2120400157004.pdf?__blob=publicationFile&v=5 (letzter Aufruf: 28. 03. 2019)

United States Patent Application 20180064612. Pacifier with downloadable voice and music and monitoring capabilities. http://www.freepatentsonline.com/y2018/0064612.html (letzter Aufruf: 10. 11. 2018)

Westerhaus, C. (2013). Der Mensch und seine Bakterien. https://www.swr.de/swr2/wissen/mensch-bakterien/-/id=661224/did=11057000/nid=661224/1rs0ghw/index.html (letzter Aufruf: 10. 11. 2018)

Wipplinger, J. (2017). Schnuller ablecken: Schutz vor Allergien? Cochrane Österreich. https://www.medizin-transparent.at/schnuller-ablecken (letzter Aufruf: 10. 11. 2018)

World Health Organization. Ten Steps to Successful Breastfeeding. https://www.unicef.org/newsline/tenstps.htm (letzter Aufruf: 10. 11. 2018)

Zimmer, S. (2014). Schnuller ablecken: Hilfreich oder gefährlich? Informationsstelle für Kariesprophylaxe des Deutschen Arbeitskreises für Zahnheilkunde. https://www.kariesvorbeugung.de/aktuell/article/schnuller-ablecken-hilfreich-oder-gefaehrlich-1.html (letzter Aufruf: 10. 11. 2018)

Zimmerman, E., Thompson, K. (2015). Clarifying nipple confusion. Journal of Perinatology, 35(11), 895. doi:10.1038/jp.2015.83

Zuralski, H. E. (2013). Klinische Studie zur Bewertung der kieferorthopädischen Bedeutung eines neuartigen Schnullers bei 27 Monate alten Kindern. Dissertation zur Erlangung des Grades eines Doktors der Zahnmedizin der Medizinischen Fakultät der Heinrich-Heine-Universität Düsseldorf

Aeneas Rooch

Alltagsphysik für Anfänger und Durchblicker

Wieso sind nasse Hosenbeine dunkler als trockene?
Weshalb sind 40 Grad nicht doppelt so warm wie 20 Grad?
Und warum können Bergsteiger keine Eier kochen? Wissenschaftlich
fundiert und äußerst unterhaltsam geht Aeneas Rooch den
Rätseln unseres Alltags auf den Grund. Und liefert Experimente zum
Selbermachen und Angeben: So zeigt er, wie man Cappuccino singen
lässt, eine Flasche Wein mit einem Schuh öffnet oder einen Wasserstrahl ablenkt. Frisch und witzig – Physik mal anders!

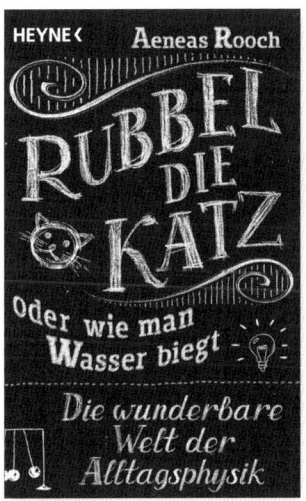

978-3-453-60411-7

Leseprobe unter **www.heyne.de**

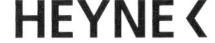